U0385151

消化系统疾病处方速查

总　主　编　袁　洪　左笑丛

主　　　编　王晓艳　刘世坤

副　主　编　陈　雄

编　　　者（以姓氏笔画为序）

王　芬　王　瑞　王晓艳　田　力

朱红伟　刘　芬　刘　锐　刘少俊

刘世坤　刘晓明　羊媛苑　李昭琪

李静泊　杨振誉　肖志明　张德才

陈　雄　徐灿霞　郭　勤　唐岸柳

总编写秘书　吴　甜

人民卫生出版社

·北　京·

版权所有，侵权必究！

图书在版编目（CIP）数据

消化系统疾病处方速查 / 王晓艳，刘世坤主编 . —
北京：人民卫生出版社，2021.7
ISBN 978-7-117-31125-0

Ⅰ.①消… Ⅱ.①王…②刘… Ⅲ.①消化系统疾病
—处方 Ⅳ.①R570.5

中国版本图书馆 CIP 数据核字（2021）第 005704 号

| 人卫智网 | www.ipmph.com | 医学教育、学术、考试、健康，购书智慧智能综合服务平台 |
| 人卫官网 | www.pmph.com | 人卫官方资讯发布平台 |

消化系统疾病处方速查
Xiaohuaxitong Jibing Chufang Sucha

总 主 编：袁　洪　左笑丛
主　　编：王晓艳　刘世坤
出版发行：人民卫生出版社（中继线 010-59780011）
地　　址：北京市朝阳区潘家园南里 19 号
邮　　编：100021
E - mail：pmph @ pmph.com
购书热线：010-59787592　010-59787584　010-65264830
印　　刷：三河市宏达印刷有限公司（胜利）
经　　销：新华书店
开　　本：787 × 1092　1/32　　印张：7
字　　数：179 千字
版　　次：2021 年 7 月第 1 版
印　　次：2021 年 9 月第 1 次印刷
标准书号：ISBN 978-7-117-31125-0
定　　价：39.00 元
打击盗版举报电话：010-59787491　**E-mail：** WQ @ pmph.com
质量问题联系电话：010-59787234　**E-mail：** zhiliang @ pmph.com

前　言

近年来，随着消化系统疾病的基础及临床研究飞速发展，新观念及治疗新靶点层出不穷，同时，转化医学及医药科技的发展使新药不断问世、药物治疗方案及策略有新变动。面对消化领域医药的快速发展，为使广大医务人员快速了解新药，选择高效、安全、经济的药物及规范处方药物，此书应运而生。

本书囊括消化科常见病处方，分9章详细阐述，针对每种疾病进行简介并提供基本治疗原则，根据各种疾病诊治指南提供用药方案、推荐处方及相关注意事项，力求做到便捷实用、简明扼要。我们编写本书的目的是指导临床医师，尤其是年轻医师在消化内科疾病治疗中了解新药及合理用药，避免用药不当所造成的危害，以提高药物治疗的水平。

"处方"是本书的核心内容。宋叶适《胡尚书奏议序》："能言病未必能处方，不能言病，而辄处方，误人死矣。"在临床使用过程中，医师应当依法依规，结合临床实际，最大限度地发挥本书的指导作用，促进安全用药、合理用药。

本书由长期工作在临床第一线、有着扎实的理论基础和丰富的临床实践经验的团队完成，书中的每个章节都是经过他们仔细斟酌推敲而成的。由衷感谢我们团队的所有成员！

湘雅三医院消化科　王晓艳教授

2021 年 6 月

目 录

第一章
食管疾病

第一节　胃食管反流

【概述】

　　胃食管反流（gastroesophageal reflux）是一种由胃十二指肠内容物反流入食管引起不适症状和／或并发症的疾病。反流和胃灼热是最常见的症状。根据是否导致食管黏膜糜烂、溃疡，分为反流性食管炎和非糜烂性反流病。胃食管反流也可引起咽喉、气道等食管邻近组织的损害，出现食管外症状。胃食管反流及其并发症的发生是多因素的，其中包括食管本身抗反流机制的缺陷，如食管下括约肌功能障碍和食管体部运动异常等；也有食管外诸多机械性因素的功能紊乱。

【临床特征】

　　70％的胃食管反流患者有典型症状如胃灼热、反流，不典型症状有咽喉炎、哮喘、咳嗽、胸痛等。

　　1. 食管症状　反流和胃灼热是本病最常见和典型的症状。反流是指胃十二指肠内容物在无恶心和不用力的情况下涌入咽部或口腔的感觉。如反流物为未消化的食物即称为反食，如为酸味液体则为反酸。胃灼热是指胸骨后或剑突下烧灼感，多由胸骨下段或上腹部向上延伸，甚至达咽喉部，是胃食管反流的特征性表现，常在餐后60分钟出现。

2. 反流物刺激食管引起的症状　主要有胃灼热、吞咽困难、胸痛。反流物刺激食管上皮深层感觉神经末梢后产生胃灼热,弯腰、平卧时发生较多,咳嗽、妊娠、用力排便、腹水可诱发或加重。吞咽困难或吞咽疼痛可见于食管黏膜炎症、食管狭窄、食管运动功能障碍。反流物刺激食管可引起食管痉挛,造成胸骨后疼痛,酷似心绞痛。

3. 食管外症状　包括无季节性发作性夜间哮喘、咳嗽、睡醒后声音嘶哑、中耳炎等,应注意与反流有关的哮喘患者近 50% 无胃灼热症状。发生哮喘的机制有:①反流物吸入引起支气管痉挛;②反流物刺激食管化学感觉器,通过迷走神经反射引起支气管痉挛;③咽喉部对酸超敏感,引起喉头和支气管痉挛。反流还会造成反复发作的吸入性肺炎。

4. 并发症

(1) 食管狭窄:反复发生的胃食管反流产生纤维组织增生,导致食管狭窄,发生率为 8%~20%,可引起吞咽困难、哽噎、呕吐、胸痛等。

(2) 巴雷特食管:有恶变倾向,但每年的癌变率仅约0.5%,国外 85% 的食管腺癌发生于巴雷特食管。

(3) 出血:因食管黏膜溃烂或溃疡发生出血者少见。

【治疗原则】

治疗目的在于控制症状、治愈食管炎、减少复发、防治并发症、提高生活质量。

1. 非药物治疗　抬高床头 15~20cm 可减少卧位及夜间反流,睡前 2~3 小时不宜再进食,白天进餐后不宜立即卧床,肥胖者减轻体重可以减少反流。传统认为以下措施可减少反流:戒烟、禁酒,降低腹压,避免高脂饮食、巧克力、咖啡与咖啡因、酸性与刺激性食品等,但尚无足够的研究证明能有效控制胃食管反流症状。

2. 药物治疗　应用药物是治疗胃食管反流的最常用、最重要的方法,常用药物见表 1-1。药物治疗的目的是降低胃内容物的酸度和量;增强抗反流屏障能力;加强食管的酸清除能力;增强胃排空能力;增强幽门括约肌张力,防止十二指肠反流;在有炎症的食管黏膜上形成保护层,以促进炎症愈合。

(1)初始治疗方案:使用质子泵抑制剂(PPI),连用8周,在PPI治疗的同时可加用抗酸药、促胃肠动力药等短期缓解症状。

(2)长期维持方案:应用于在停药后持续出现症状患者,以及糜烂性食管炎、巴雷特食管。持续治疗应使用最低有效剂量的PPI,包括按需服药与间歇服药。

3. 手术治疗 胃食管反流患者出现重度食管炎、出血、狭窄,以及存在食管旁疝及该种疝的并发症、巴雷特食管等均是手术治疗的对象。

表1-1 胃食管反流常用治疗药物

口服药物	每次剂量/mg	分服次数	主要不良反应
PPI			腹痛、腹泻、便秘、腹胀、头痛、肝损害
奥美拉唑	20~60	1~2	
艾司奥美拉唑	40	1	
兰索拉唑	30	1	
雷贝拉唑	10	1	
泮托拉唑	40	1	
艾普拉唑	10	1	
艾司奥美拉唑	40	1	
H_2 受体拮抗剂(H_2RA)			过敏、胸闷、心动过速、精神障碍、男性乳房增大
法莫替丁	20	2	
尼扎替丁	150	2	
西咪替丁	200	2	
雷尼替丁	350	2	

续表

口服药物	每次剂量/mg	分服次数	主要不良反应
抗酸药			便秘、腹泻、胃肠道不适、轻微恶心、皮疹
镁加铝咀嚼片	500	3	
磷酸铝凝胶	20 000~40 000	2~3	
促胃肠动力药			腹泻、腹痛、口干、皮疹、头晕
莫沙必利	5	3	
多潘立酮	10	3	
伊托必利	50	3	

【推荐处方】

处方 1. PPI:连服 4 周,若未治愈或持续有症状的患者建议再服药 4 周。

奥美拉唑肠溶胶囊,20~60mg,口服,1~2 次/d。

或　艾司奥美拉唑肠溶片,40mg,口服,1 次/d。

或　兰索拉唑胶囊,30mg,口服,1 次/d。

或　雷贝拉唑肠溶胶囊,10mg,口服,1 次/d。

或　泮托拉唑肠溶片,40mg,口服,1 次/d。

或　艾普拉唑肠溶片,10mg,口服,1 次/d。

处方 2. H_2 受体拮抗剂:疗程可用至 12 周。

法莫替丁分散片,20mg,口服,2 次/d。

或　尼扎替丁片,150mg,口服,2 次/d。

或　枸橼酸铋雷尼替丁胶囊,350mg,口服,2 次/d。

处方 3. 抗酸药

镁加铝咀嚼片,0.5g,饭后或晚上睡觉前口服,3 次/d,服用 2 周。

或　磷酸铝凝胶,20~40g,饭后和晚上睡觉前口服,2~3 次/d。

处方 4. 促胃肠动力药

枸橼酸莫沙必利片,5mg,饭前口服,3 次 /d,服用 2 周。

或　多潘立酮分散片,10mg,饭前 15~30 分钟口服, 3 次 /d。

或　盐酸伊托必利分散片,50mg,饭前 15~30 分钟口服,3 次 /d。

【注意事项】

1. 对于 8 周标准剂量的 PPI 治疗后无效的患者,推荐使用双倍剂量的 PPI,或者更换其他 PPI、联用促胃肠动力药(如莫沙必利)、睡前联用 H_2RA 等方法。

2. 如果通过上述方法症状仍持续存在,建议对疾病重新进行评估。

(李昭琪)

第二节　贲门失弛症

【概述】

贲门失弛症(achalasia of cardia)又称贲门痉挛、巨食管,是由食管神经肌肉功能障碍所致的疾病,其主要特征是食管缺乏蠕动、食管下括约肌(LES)高压和对吞咽动作的松弛反应减弱。

【临床特征】

临床表现为吞咽困难、食物反流、下端胸骨后不适或疼痛、肺并发症和营养不良。

【治疗原则】

早期可予以一般治疗及内科药物治疗,症状轻者可缓解;中、晚期建议采用食管下端强力扩展疗法或外科手术治疗。

1. 一般治疗　主要是饮食上的治疗,以流质为主,少食多餐,细嚼慢咽,避免过冷、过热和刺激性饮食。如患者有夜间呛咳的症状,应嘱患者半卧睡眠。对精神神经紧张者可予心理治疗和镇静药。

2. 内镜治疗　经口内镜下食管括约肌切开术(peroral endoscopic myotomy,POEM)治疗贲门失弛症已取得良好效果。POEM 无皮肤切口,通过内镜下贲门环形肌层切开,最大限度地恢复食管的生理功能并减少手术并发症,术后早期即可进食,95% 的患者术后吞咽困难得到缓解,且反流性食管炎的发生率低。由于 POEM 的手术时间短、创伤小、恢复特别快、疗效可靠,或许是目前治疗贲门失弛症的最佳选择。此外,还有内镜下肉毒杆菌毒素注射以及球囊扩张术。

3. 外科手术治疗　对中至重度及传统内镜下治疗效果不佳的患者应行手术治疗。贲门肌层切开术(Heller 手术)仍是目前最常用的术式,可经胸或经腹手术,也可在胸腔镜或者腹腔镜下完成。

4. 药物治疗　口服钙通道阻滞剂及硝酸酯类制剂可降低食管下括约肌压力,对吞咽困难有一定的治疗效果。磷酸二酯酶抑制剂也可降低食管 - 胃结合部压力,减弱终末食管收缩,可用于钙通道阻滞剂和硝酸酯类制剂不耐受或无效的患者。常用的松弛食管下括约肌药物见表 1-2。

表 1-2　常用的松弛食管下括约肌药物

口服药物	每次剂量 /mg	分服次数	主要不良反应
钙通道阻滞剂			低血压、外周性水肿、头晕、头痛、乏力
硝苯地平片	10~20	3~4	

续表

口服药物	每次剂量/mg	分服次数	主要不良反应
抗胆碱药 丁溴东莨菪碱胶囊	10~20	1~3	口渴、视力调节障碍、嗜睡、心悸
硝酸酯类药物 硝酸异山梨酯片	5~10	2~3	血管扩张性头痛、面部潮红、眩晕、体位性低血压、反射性心动过速
硝酸甘油片	0.25~0.5	发作时	
磷酸二酯酶抑制剂 西地那非	50	必要时	头痛、潮红、消化不良

【推荐处方】

处方 1. 钙通道阻滞剂:硝苯地平片,10~20mg,餐前15~60 分钟或发作时服用。

处方 2. 硝酸盐类药物:单硝酸异山梨酯片,5~10mg,餐前 15 分钟服用。

或 硝酸甘油片,0.25~0.5mg,发作时服用。

处方 3. 磷酸二酯酶抑制剂:枸橼酸西地那非片,50mg,餐前 30 分钟服用,必要时。

【注意事项】

药物治疗的长期疗效不佳,最新指南不推荐钙通道阻滞剂、硝酸盐类药物或磷酸二酯酶抑制剂长期治疗贲门失弛症。

(李昭琪)

第三节 食管 - 贲门黏膜撕裂综合征

【概述】

频繁剧烈的呕吐致腹内压骤然增加的情况下造成胃的贲门、食管远端的黏膜和黏膜下层撕裂，并发大量出血，称为食管 - 贲门黏膜撕裂综合征（Mallory-Weiss 综合征）。男性多于女性，发病年龄高峰在 30~50 岁。

【临床特征】

典型的病史为先有干呕或呕吐，随后呕血。心窝部疼痛极不明显，大多数患者仅表现为无痛性出血。因为是动脉出血，所以出血量较大，严重时可引起休克和死亡。但有的病例出血很少，甚至仅在呕吐物中含有血丝或仅有黑便而无呕血。

【治疗原则】

处理原则基本同急性上消化道出血。

1. 一般治疗 卧床休息，严密监测生命体征及每小时尿量，保持呼吸道通畅，避免呕吐时引起窒息。定期复查血常规，必要时监测中心静脉压，尤其是老年患者。出血时给予禁食，必要时可以放置胃管抽出胃内容物，避免饱餐的胃加剧撕裂。

2. 药物治疗 常用药物见表 1-3。

（1）积极补充血容量：首先需评估血流动力学是否稳定，可适当予以液体复苏及输血。

（2）制酸、止血：推荐所有患者在合并上消化道出血的初期即静脉应用质子泵抑制剂（PPI），PPI 可通过提高胃内 pH 来稳定血凝块。当出血停止后，可逐渐过渡至口服 PPI 制剂。对于出血风险高的患者，可持续静脉使用高剂量的 PPI。

表 1-3 常用的止血、镇吐药

药物	每次剂量	使用次数	主要不良反应
止血药			恶心、呕吐、腹泻、血栓、心、肝、肾功能损害
氨基己酸	4~6g（初始）	维持 1g/h	
氨甲环酸	1~2g	3	
白眉蛇毒血凝酶	1~2U	1	
垂体后叶素	6~12U		
血凝酶	2 000U	3~4	
镇吐药			昏睡、烦躁、倦怠、便秘、头痛
昂丹司琼	8mg	1~3	
托烷司琼	5mg	1	
甲氧氯普胺	10~20mg		

（3）镇吐：对于持续恶心、呕吐的患者推荐使用镇吐药，避免因反复呕吐致出血加重。

3. 内镜治疗 内科治疗对撕裂血管活动性出血患者的疗效差，甚至因不能及时止血而导致失血性休克。内镜下止血直观、效果显著、方法简便、无不良反应及并发症，因而应用日益广泛。对少许渗血的患者，局部药物喷洒即达止血效果；对活动性出血患者，通过金属钛夹对病变及周围组织的钳夹阻断血流，达到止血目的，2 周左右金属钛夹自行脱落，经消化道排出。此外，还有微波止血术和电凝止血术。

4. 手术治疗 对大出血而内镜治疗失败者，可血管介入栓塞或急诊手术治疗。

【推荐处方】

处方 1. PPI

0.9% 氯化钠注射液　100ml		静脉滴注,1~2
奥美拉唑　40mg		次 /d,20~30 分
		钟或更长时间。

或　0.9% 氯化钠注射液　100ml
　　洋托拉唑　40~80mg
静脉滴注,1~2 次 /d,15~60 分钟内滴完。

或　0.9% 氯化钠注射液　100ml
　　艾司奥美拉唑　40mg
静脉滴注,每 12 小时 1 次,用药 5 天。

或　0.9% 氯化钠注射液　100ml
　　兰索拉唑　30mg
静脉滴注, 2 次 /d,用药 7 天。

或　0.9% 氯化钠注射液　100ml
　　雷贝拉唑　20mg
静脉滴注, 1 次 /d,用药 7 天。

处方 2. H₂ 受体拮抗剂

5% 葡萄糖注射液　250ml
法莫替丁　20mg
静脉滴注,每 12 小时 1 次,用药 5 天。

或　5% 葡萄糖注射液　250ml
　　雷尼替丁　50mg
静脉滴注,2 次 /d 或每 6~8 小时 1 次,用药 5 天。

处方 3. 止血药

5% 葡萄糖注射液　100ml
氨基己酸　4~6g
静脉滴注,15~30 分钟输完,后维持 1g/h,维持 >12~ 24 小时。

或　5% 葡萄糖注射液　250ml
　　氨甲环酸　1~2g
静脉滴注, 3 次 /d。

或　0.9% 氯化钠注射液　10ml 白眉蛇毒血凝酶　1~2U	静脉注射， 1 次 /d。
或　0.9% 氯化钠注射液　100ml 垂体后叶素　6~12U	静脉滴注， 酌情使用。
或　0.9% 氯化钠注射液　10ml 血凝酶　2 000U	口服，每 8 小时 1 次。

处方 4. 镇吐药

昂丹司琼注射液,8mg,静脉注射,必要时。

　或　托烷司琼注射液,5mg,静脉注射,1 次 /d。

　或　甲氧氯普胺注射液,10~20mg,静脉注射或肌内注射。

【注意事项】

1. 治疗期间最重要的是维持生命体征稳定及防止误吸。

2. 对于入院时血容量低存在休克的患者,反复出血的概率较高。

3. 活动性出血时需严格禁食,待出血控制后可逐渐过渡至口服药物治疗。

(李昭琪)

第四节　真菌性食管炎

【概述】

真菌性食管炎(fungous esophagitis)易发生在应用广谱抗生素、免疫抑制剂或强酸抑制剂治疗的患者。糖尿病、肾上腺皮质功能不全、营养不良和老年人易患病。肿瘤患者化疗中,尤其是白血病和淋巴瘤患者易感染真菌,艾滋病患者亦常并发真菌性食管炎。

病原菌以念珠菌最多见,其中最常见的是白念珠菌,其次是热带念珠菌和克鲁斯念珠菌,其他少见的有放线菌、毛霉菌以及一些植物真菌等,这些菌是从外环境中获得的,而不是内生菌群,其所引起的原发性食管感染仅见于严重免疫功能低下的患者。

【临床特征】

主要症状为咽疼、吞咽疼和吞咽困难。吞咽困难常以固体食物为主。其症状轻重与炎症发生的缓急和程度有关。可有畏食,甚至呕血。婴儿常伴发鹅口疮,成年念珠菌性食管炎可以在没有念珠菌性口炎的情况下发生。

【治疗原则】

1. 一般治疗　提高机体免疫力,加强营养,注意清洁护理,积极治疗基础原发病,控制血糖,保持良好的饮食习惯,积极纠正水、电解质紊乱和酸中毒,合理使用抗生素和类固醇激素治疗。

2. 抗真菌治疗　正规的抗真菌治疗可取得良好效果,但对抗生素治疗原发病的同时继发的真菌感染,临床上颇难处理,治疗效果相对较差。常用的抗真菌药见表 1-4。

表 1-4　常用的抗真菌药

药物	每次剂量	使用次数	主要不良反应
抗生素类抗真菌药			腹泻、恶心、呕吐、上腹部疼痛
制霉菌素	50万~100万 U	3	
两性霉素 B	初始5mg, 增加 5mg/d, 至总剂量 0.3~0.7mg/(kg·d)	1	肝、肾功能损害
唑类			腹痛、腹泻、恶心、呕吐
氟康唑	第 1 天 200~400mg, 后续 100~200mg	1	

续表

药物	每次剂量	使用次数	主要不良反应
伊曲康唑	100mg	2	
克霉唑	250~1 000mg	3	
伏立康唑	200mg	2	
泊沙康唑	100~400mg	1~2	
棘白菌素类			中性粒细胞减少、过敏、肝功能损害、急性肾衰竭
米卡芬净	50~150mg	1	
卡泊芬净	50	1	

【推荐处方】

处方 1. 抗生素类抗真菌药

制霉菌素片,50 万~100 万 U,口服,3 次/d。

或　5% 葡萄糖注射液　250ml ｜ 静脉滴注,1 次/d,
　　两性霉素 B　5~30mg ｜ 用药 1~3 个月。

　　初始 5mg,增加 5mg/d,至总剂量 0.3~0.7mg/(kg·d)。

处方 2. 唑类

氟康唑胶囊,第 1 天 200~400mg,后续剂量 100~200mg/d,口服,14~30 天;或伊曲康唑口服液,100mg,口服,2 次/d,连服 1 周,若无效再连服 1 周。

　　或　克霉唑片,0.25~1g,口服,3 次/d。

　　或　泊沙康唑口服混悬液,口服,第 1 天 100mg 2 次/d,之后 100mg 1 次/d,为期 13 天;对于难治性感染,400mg,2 次/d。

　　或　0.9% 氯化钠注射液　100ml ｜ 静脉滴注,每
　　　　伏立康唑　200mg ｜ 12 小时 1 次。

处方 3. 棘白菌素类

0.9% 氯化钠注射液　100ml ｜ 静脉滴注,1 次/d,
米卡芬净　50~150mg ｜ >1 小时。

| 或 | 0.9% 氯化钠注射液 | 100ml | 静脉滴注,1次/d。 |
| | 卡泊芬净 | 50mg | |

【注意事项】

1. 治疗疗程可根据症状轻重进行斟酌调整。

2. 大剂量全身用药需检测肝、肾功能。

3. 应用 B 族维生素可增加局部组织的抵抗力,抑制念珠菌生长。

4. 伊曲康唑口服液不应与食物同服,服药后至少 1 小时不要进食,应将本口服液在口腔内含漱约 20 秒后再吞咽。

(李昭琪)

第五节　食管溃疡

【概述】

食管溃疡是由于不同病因所引起的发生于食管各段的坏死性病变,也就是食管的黏膜层、黏膜下层直至肌层被破坏而形成的炎症性病变,具体就是发生在咽以下、齿状线以上的溃疡。临床上常将食管分成上、中、下 3 段。除腐蚀性食管炎外,其他疾病引起的食管溃疡多发生于食管的中、下段。

【临床特征】

1. 症状　食管溃疡患者由于酸性胃液及进食刺激,可出现以下症状:

(1)胸骨下段后方或高位上腹部疼痛。疼痛常于进食后或饮水时加重,并可放射至肩胛间区、左侧胸部或向上放射至肩部及颈部,有时疼痛酷似冠心病、心绞痛,应加以鉴别。鉴别方法可通过详细询问病史及查体,并通过心电图、食管钡餐及食管镜检查来确定诊断。

(2)吞咽困难,也是比较常见的症状。吞咽困难是指进食吞咽时有通过受阻的感觉,开始只是对固体食物吞咽困难,以后可以随着疾病进展,即使是液体食物也会感到通过受阻。这是由于食管溃疡患者进食后食物的刺激可引起食管痉挛性收缩而出现吞咽困难。此外,慢性溃疡可使局部形成瘢痕、狭窄,也是引起吞咽困难的重要原因。

(3)食管溃疡还可出现恶心、呕吐、嗳气等症状,此因食管的正常蠕动被破坏而引起。

(4)由于患者长期进食不好,还可以出现贫血及体重减轻等症状。

2. 体征　缺乏特异性特征。

3. 并发症　上消化道出血、穿孔、梗阻是食管溃疡的主要并发症。

4. 预后　病因不同,预后亦不同。

【治疗原则】

食管溃疡的治疗原则是在明确原发病的基础上针对病因治疗,解除症状、愈合溃疡、防止复发和避免并发症。包括非药物治疗(生活方式干预)和药物治疗。

1. 非药物治疗　包括生活规律、劳逸结合、减轻精神压力;改善进食规律、戒烟、戒酒及少饮浓茶、浓咖啡等;停服不必要的非甾体抗炎药(NSAID)、其他对胃有刺激性或引起恶心、不适的药物。如确有必要服用 NSAID 和其他药物,建议和食物一起或餐后服用,或遵医嘱加用保护胃黏膜的药物。

2. 药物治疗　主要有:

(1)抗酸分泌(具体见消化性溃疡部分)。

(2)保护黏膜:弱碱性制酸剂(铝碳酸镁、磷酸铝、硫糖铝、氢氧化铝凝胶)。

(3)促胃肠动力:如甲氧氯普胺、多潘立酮、莫沙必利、西沙必利、伊托必利。

【推荐处方】

处方 1. PPI:艾司奥美拉唑,20mg,口服,1 次/d;黏膜保护剂:铝碳酸镁,1.0g,口服,3 次/d;促胃肠动力药,莫沙必利,5mg,口服,3 次/d。

处方 2. PPI:兰索拉唑,30mg,口服,1 次/d;黏膜保护剂:磷酸铝,20.0g,口服,3 次/d;促胃肠动力药:西沙必利,5mg,口服,3 次/d。

处方 3. PPI:雷贝拉唑,10mg,口服,1 次/d;黏膜保护剂:硫糖铝,1.0g,口服,2 次/d;促胃肠动力药:多潘立酮,10mg,口服,3 次/d。

处方 4. PPI:泮托拉唑,40mg,口服,1 次/d;黏膜保护剂:氢氧化铝,5ml,口服,3 次/d;促胃肠动力药:甲氧氯普胺,5mg,口服,3 次/d。

处方 5. PPI:艾普拉唑,5mg,口服,1 次/d;黏膜保护剂:硫糖铝,1.0g,口服,2 次/d;促胃肠动力药:伊托必利,50mg,口服,3 次/d。

【注意事项】

多潘立酮、西沙必利可使男性乳房女性化和乳溢,停药后可逆。

(张德才)

第二章
胃部疾病

第一节　急性胃炎

【概述】

急性胃炎是指由不同病因如应激、药物、酒精、感染等引起的胃黏膜急性炎症,有充血、水肿、糜烂、出血等改变。临床可分为单纯性、糜烂性、腐蚀性和化脓性,以单纯性及糜烂性胃炎最常见。

【临床特征】

1. 症状　急性胃炎的症状轻者仅有腹痛、恶心、呕吐、消化不良;严重者可有呕血、黑粪,甚至失水以及中毒和休克等;不洁饮食或细菌感染后多伴有发热、腹泻、脱水、周围血白细胞增多等。

2. 查体　主要表现为不同程度的上腹部压痛,可伴有腹肌紧张。

3. 预后　本病是自限性的病理过程,病程短,去除致病因素后可以自愈,故除个别由于大出血偶尔可造成严重后果外,一般预后良好。

【治疗原则】

本病的治疗原则主要是去除病因,卧床休息,加强对症支持治疗,预防为主。

【常用处方】

处方 1. 适用于单纯性胃炎

艾司奥美拉唑,20mg,口服,1 次 /d,治疗 1~2 周。

或　奥美拉唑,20mg,口服,1 次 /d。

或　泮托拉唑,40mg,口服 1 次 /d。

或　雷贝拉唑,10mg,口服,1 次 /d。

或　兰索拉唑,30mg,口服,1 次 /d。

或　法莫替丁,20mg,口服,2 次 /d。

或　雷尼替丁,150mg,口服,2 次 /d。

　　联合铝碳酸镁,1.0g,口服,3 次 /d,饭后嚼服。

或　磷酸铝凝胶,20g,口服,2 次 /d。

或　硫糖铝,1.0g,口服,2 次 /d。

如合并腹痛,则加用曲美布汀,0.1g,口服,3 次 /d;或匹维溴铵,50mg,口服,3 次 /d。

处方 2. 适用于急性糜烂出血性胃炎

0.9% 氯化钠注射液　　100ml 艾司奥美拉唑注射液　40mg	静脉滴注,2 次 /d, 出血停止后可改 1 次 /d。

或改成口服药,再治疗 1 周。

或	0.9% 氯化钠注射液　　100ml 奥美拉唑注射液　　20mg	静脉滴注, 2 次 /d。
或	0.9% 氯化钠注射液　　100ml 泮托拉唑注射液　　40mg	静脉滴注, 2 次 /d。
加	0.9% 氯化钠注射液　　500ml 去甲肾上腺素注射液　40mg	口服,40ml/ 次,每 2 小时 1 次,出血 停止后停用。

加　铝碳酸镁,1.0g,口服,3 次 /d,餐后嚼服。

或　磷酸铝凝胶,20g,口服,2 次 /d。

处方 3. 适用于急性腐蚀性胃炎 / 急性化脓性胃炎

0.9% 氯化钠注射液　　100ml 艾司奥美拉唑注射液　40mg	静脉滴注,2 次 /d,病 情稳定后可改 1 次 /d。

或改成口服药,至少治疗 4 周

或 0.9% 氯化钠注射液 100ml | 静脉滴注,
奥美拉唑注射液 20mg | 2 次 /d。

或 0.9% 氯化钠注射液 100ml | 静脉滴注,
泮托拉唑注射液 40mg | 2 次 /d。

加 0.9% 氯化钠注射液 500ml | 口服,40ml/ 次,每
去甲肾上腺素注射液 40mg | 2 小时 1 次,出血
| 停止后停用。

加 铝碳酸镁,1.0g,口服,3 次 /d,餐后嚼服。

或 磷酸铝凝胶,20g,口服,2 次 /d。

【注意事项】

1. 药物治疗原则 积极去除病因,症状控制后即可将药物减量,3~5 天后即可停用。

2. 饮食及日常指导 腐蚀性胃炎在紧急情况下可以服用牛奶 + 蛋清中和胃内的腐蚀性液体。如发生呕血、黑粪,宜根据病情,短期禁食,卧床休息;同时注意观察呕吐物及大便的次数、状况,尤其是否伴有血液,有无发热、脱水等全身表现。

3. 生活指导 剧烈劳动、运动后不要马上进食,应先休息一会儿;进餐前不要大量喝水或饮料,以免冲淡消化液和胃酸,降低胃的防御能力;戒烟、禁酒。

4. 其他注意事项 腐蚀性胃炎急性期严禁胃镜检查,以免造成急性穿孔;化脓性胃炎在积极护胃抑酸的前提下,应同时使用抗生素。

(王 芬)

第二节 慢性胃炎

【概述】

慢性胃炎是指不同病因引起的胃黏膜慢性炎症或萎

缩性病变,其实质是胃黏膜上皮损害、再生,以致黏膜发生改建,且最终导致不可逆性的固有胃腺体萎缩,甚至消失。近年来研究发现,幽门螺杆菌(Hp)感染是其主要病因。

【临床特征】

大多无明显症状,部分有消化不良的表现。可有上腹饱胀不适,无规律性隐痛、嗳气、反酸、胃灼烧、食欲缺乏、恶心、呕吐等;部分可出现明显的畏食和体重减轻,可伴有贫血、舌炎、舌萎缩和周围神经病变如四肢感觉异常等。

【治疗原则】

本病的治疗主要是消除病因、及早治疗、坚持治疗。

预后:绝大多数浅表性胃炎经积极治疗多能痊愈,仅少数发展为萎缩性胃炎。萎缩性胃炎的肠化和轻至中度不典型增生经适当治疗后可以改善,甚至逆转,但应定期进行内镜检查随访;重度不典型增生为癌前病变,需预防性手术切除。

【常用处方】

处方1.适用于伴 Hp 感染者,疗程为 14 天(PPI+2 种抗生素 + 铋剂,具体见幽门螺杆菌感染部分)。

处方2.适用于伴有腹痛、腹胀等症状,内镜下伴有糜烂者,疗程为 4~6 周,以后可酌情按需服用。

法莫替丁,20mg,口服,2 次 /d。

或　雷尼替丁,150mg,口服 2 次 /d。

加　铝碳酸镁,1.0g,口服,3 次 /d,饭后嚼服。

或　磷酸铝凝胶,20g,口服,2 次 /d。

如合并腹痛,则加用曲美布汀,0.1g,口服,3 次 /d。

或　匹维溴铵,50mg,口服,3 次 /d。

如合并腹胀,则加用多潘立酮,10mg,口服,3 次 /d,饭前。

或　伊托必利,50mg,口服,3 次 /d,饭前。

或　莫沙必利,5mg,口服,3 次 /d,饭前。

处方 3. 结合处方 2,适合萎缩性胃炎伴有贫血者。

维生素 B_{12} 注射液,0.025~0.1mg,肌内注射,1 次 /1~2d。

【注意事项】

1. 药物选用原则　抗 Hp 治疗特别适用于①伴有胃黏膜糜烂、萎缩及肠化、不典型增生者;②有消化不良者;③有胃癌家族史者;抗 Hp 治疗前应详细询问患者既往抗生素使用史、抗 Hp 治疗史,如以前使用过克拉霉素和左氧氟沙星,由于有双重耐药风险,再次杀菌应特别注意避免使用。

2. 生活指导　①戒烟、禁酒,忌服浓茶、浓咖啡等有刺激性的饮料;酸、辣等刺激性食物及生冷不易消化的食物应尽量避免,进食时要细嚼慢咽,有利于消化和减少对胃部的刺激性。②慎用、忌用对胃黏膜有损伤的药物。③伴萎缩性胃炎者尽量吃新鲜食品,避免腌制、熏腊食品,需定期内镜随访。

(王　芬)

第三节　消化性溃疡

【概述】

消化性溃疡(peptic ulcer)泛指胃肠道黏膜在某种情况下被胃酸 / 胃蛋白酶消化而造成的溃疡,可发生于食管、胃或十二指肠,也可发生于胃空肠吻合口附近或含有胃黏膜的 Meckel 憩室内。按其发生部位及性质分为胃溃疡(gastric ulcer,GU)、十二指肠溃疡(duodenal ulcer,DU)及特殊类型的溃疡(如隐匿性溃疡、复合性溃疡、幽门管溃疡、球后溃疡、巨大溃疡等)。幽门螺杆菌(*Helicobacter pylori*,*H.pylori*)感染和非甾体抗炎药(NSAID)摄入,特别是前者,是消化性溃疡的最主要的病因。

【临床特征】

消化性溃疡的临床表现不一,部分患者可无症状,或以出血、穿孔等并发症作为首发症状。

1. 症状　常见症状主要是腹痛,尚可有反酸、嗳气、胃灼热、上腹饱胀、恶心、呕吐、食欲减退等消化不良的症状。腹痛有以下特点:

(1)疼痛部位:多位于上腹中部、偏右或偏左。胃或十二指肠后壁溃疡,特别是穿透性溃疡的疼痛可放射至背部。在体表上的定位一般不十分确切。

(2)疼痛程度:一般较轻而能忍受,偶尔也有较重者。

(3)疼痛性质:可表现为隐痛、钝痛、胀痛、烧灼痛或饥饿样痛。

(4)疼痛节律性:DU 的疼痛常在两餐之间发生,持续不减直至下餐进食或服用抗酸药后缓解;GU 的疼痛多在餐后 1 小时内出现,经 1~2 小时后逐渐缓解,直至下餐进食后再复现上述节律。DU 可发生夜间疼痛,多出现在午夜或凌晨;GU 的夜间疼痛少见。

(5)疼痛周期性:以 DU 较为突出。上腹部疼痛发作可在持续数天、数周或数月后继以较长时间的缓解,以后又复发。

2. 体征　缺乏特异性特征。在溃疡活动期,多数患者有上腹部局限性轻压痛。

3. 并发症　上消化道出血、穿孔、幽门梗阻是消化性溃疡的主要并发症,此外极少部分 GU 可发生癌变。

4. 预后　内科有效治疗的进展已使预后较过去为优,消化性溃疡的死亡率已降至 1% 以下。死亡的主要原因是大出血和急性穿孔等并发症,尤其是发生于老年和 / 或有其他严重伴发疾病的患者。

【治疗原则】

治疗目的在于消除病因、解除症状、愈合溃疡、防止复发和避免并发症。包括非药物治疗(生活方式干预)和药物治疗。

1. 非药物治疗　包括生活规律、劳逸结合、减轻精神压力;改善进食规律、戒烟、戒酒及少饮浓茶、浓咖啡等;停服不必要的 NSAID、其他对胃有刺激性或引起恶心、不适的药物。如确有必要服用 NSAID 和其他药物,建议和食物一起或餐后服用,或遵医嘱加用保护胃黏膜的药物。

2. 药物治疗　主要有:

(1)根除 *H.pylori*(具体见幽门螺杆菌感染部分)。

(2)抗酸分泌:常用的抗酸分泌药物有 H_2RA 和 PPI 两大类,具体见表 2-1。PPI 抑制胃酸的作用比 H_2RA 更强,且作用持久。一般疗程为 DU 治疗 4~6 周,GU 治疗 6~8 周。

表 2-1　常用的抗酸分泌药物

药物	规格 /mg	治疗剂量 /mg 及给药频率		维持剂量 /mg 及给药频率	
PPI					
奥美拉唑	10、20	20	1 次 /d	20	1 次 /d
兰索拉唑	30	30	1 次 /d	30	1 次 /d
泮托拉唑	40	40	1 次 /d	40	1 次 /d
雷贝拉唑	10	10	1 次 /d	20	1 次 /d
艾普拉唑	5	10	1 次 /d	10	1 次 /d
艾司奥美拉唑	20	20	1 次 /d	20	1 次 /d
H_2RA					
雷尼替丁	150	150	2 次 /d	150	1 次 /d
法莫替丁	20	20	2 次 /d	20	1 次 /d
尼扎替丁	150	150	2 次 /d	150	1 次 /d

(3)保护胃黏膜:包括铋剂和弱碱性制酸剂(铝碳酸镁、

磷酸铝、硫糖铝、尿囊素铝、氢氧化铝凝胶)。

【推荐处方】

处方 1. PPI:艾司奥美拉唑,20mg,口服,1 次/d;胃黏膜保护剂:铝碳酸镁,1.0g,口服,3 次/d,饭后嚼服。

处方 2. PPI:奥美拉唑,20mg,口服,1 次/d;胃黏膜保护剂:铝碳酸镁,1.0g,口服,3 次/d,饭后嚼服。

处方 3. PPI:兰索拉唑,30mg,口服,1 次/d;胃黏膜保护剂:铝碳酸镁,1.0g,口服,3 次/d。

处方 4. PPI:泮托拉唑,40mg,口服,1 次/d;胃黏膜保护剂:硫糖铝,1.0g,口服,2 次/d。

处方 5. PPI:艾普拉唑,10mg,口服,1 次/d;胃黏膜保护剂:硫糖铝,1.0g,口服,2 次/d。

处方 6. H_2RA:雷尼替丁,150mg,口服,2 次/d;胃黏膜保护剂:铝碳酸镁,1.0g,口服,3 次/d,饭后嚼服。

处方 7. H_2RA:尼扎替丁,150mg,口服,2 次/d;胃黏膜保护剂:硫糖铝,1.0g,口服,2 次/d。

【注意事项】

1. 铋剂除可以保护胃黏膜外,尚用于 Hp 感染的治疗,其主要不良反应表现为大便变黑。

2. 对于溃疡多次复发,在去除常见诱因的同时,进一步查找是否存在其他病因,并给予维持治疗,即较长时间服用维持剂量的 H_2 受体拮抗剂或 PPI。疗程因人而异,短者 3~6 个月,长者 1~2 年,或视具体病情延长用药时间。

(陈 雄)

第四节　幽门螺杆菌感染

【概述】

幽门螺杆菌(Hp)首先由巴里·马歇尔(Barry J.Marshall)

和罗宾·沃伦(J.Robin Warren)二人发现,此二人因此获得2005年的诺贝尔生理学或医学奖。目前已知幽门螺杆菌感染的发病率高低与社会经济水平、人口密集程度、公共卫生条件以及水源供应有较密切的关系。幽门螺杆菌感染现在主要靠抗幽门螺杆菌药治疗。

目前多数学者认为"人-人""粪-口"是主要传播方式和途径,亦可通过内镜传播,而且Hp感染在家庭内有明显的聚集现象。父母感染了Hp,其子女的感染机会比其他家庭高得多。

【临床特征】

感染Hp后大多数患者表现隐匿,无细菌感染的全身症状,也常无胃炎的急性期症状,临床上患者往往以慢性胃炎、消化性溃疡等表现就诊。从吞食活菌志愿者试验结果可见,感染先引起急性胃炎,未治疗或未彻底治疗而发展为慢性胃炎。

1. 急性胃炎 感染的潜伏期为2~7天,胃镜下表现为胃窦急性充血糜烂,组织学检查黏膜层有充血、水肿及中性粒细胞浸润,症状可表现为腹痛、腹胀、晨起恶心、反酸、嗳气、饥饿感,重者出现呕吐。现已有足够的证据表明,Hp是引起慢性胃炎的主要原因。

2. 慢性胃炎 Hp检出率为54%~100%,慢性活动性胃炎的Hp检出率为90%以上。不仅引起胃窦炎,也可引起胃体底炎,临床表现无特征性,常见上腹部疼痛、不适、饱胀、嗳气等上消化道症状。

3. 胃溃疡和十二指肠溃疡 在GU和DU的发生、发展、愈合及复发过程中,Hp起十分重要的作用。在GU中的Hp检出率多在80%以上,DU中的检出率多在90%以上。有82.5%的DU患者十二指肠并发胃化生,胃化生和Hp感染是发生DU的先决条件。目前认为根除Hp是治愈和防止溃疡复发的关键。

4. 低度恶性胃淋巴瘤 一般认为与Hp阳性慢性胃

炎相关,根除 Hp 治疗可使 77%~83% 的胃 MALT 淋巴瘤消退,因而提倡对其进行积极的 Hp 根除治疗。长期 Hp 感染者胃腺癌的发病率增高,并认为与 Cag A 和 Vac A 基因有关,产 Cag A 蛋白和 Vac A s1/m1 基因型的 Hp 菌株诱发胃癌的发生率更高。

Hp 感染还和巴雷特食管、胃食管反流、功能性消化不良等关系密切。

【临床检测】

Hp 检测包括非侵入性及侵入性检测试验。非侵入性检测试验包括尿素呼气试验、粪便抗原试验和血清学试验。尿素呼吸试验包括 ^{13}C 尿素呼气试验和 ^{14}C 尿素呼气试验,是临床最常应用的非侵入性试验,具有 Hp 检测准确性相对较高、操作方便和不受 Hp 在胃内灶性分布影响等优点。侵入性方法包括快速尿素酶试验和 / 或组织学方法检测,胃部分切除术后患者可采用此方法检测。

【治疗原则】

随着人们对 Hp 感染相关疾病认识的统一,根除 Hp 治疗在临床上的应用已十分普遍。根除是指治疗结束 1 个月后胃内检测不到 Hp。在体外药敏试验中,很多抗生素对 Hp 有良好的抗菌活性,但在体内低 pH 环境中,大多数抗生素活性降低和不能穿透黏液层在细菌局部达到有效的杀菌浓度,因此临床上 Hp 感染往往不易根除。迄今为止,尚无单一抗生素能够有效地根除 Hp,因而发展了将抗生素、铋剂及抗分泌药联合应用的多种治疗方案。目前一般采用三联或四联方案,以低剂量、短疗程为佳。

根除 Hp 治疗指征见表 2-2。

表 2-2　根除 Hp 治疗指征

幽门螺杆菌阳性	强烈推荐	推荐
消化性溃疡(不论是否活动和有无并发症史)	√	
胃黏膜相关淋巴组织淋巴瘤	√	
慢性胃炎伴消化不良的症状		√
慢性胃炎伴胃黏膜萎缩、糜烂		√
早期胃肿瘤已行内镜下切除或胃次全手术切除		√
长期服用质子泵抑制剂		√
胃癌家族史		√
计划长期服用非甾体抗炎药(包括低剂量阿司匹林)		√
不明原因的缺铁性贫血		√
特发性血小板减少性紫癜		√
其他幽门螺杆菌相关性疾病(如淋巴细胞性胃炎、增生性息肉、Menetrier 病)		√
证实有幽门螺杆菌		√

根除 Hp 治疗方案:目前推荐铋剂四联(PPI+ 铋剂 +2 种抗生素)作为主要的经验性根除 Hp 方案,疗程为 10 或 14 天。PPI 的标准剂量为艾司奥美拉唑 20mg、奥美拉唑 20mg、兰索拉唑 30mg、雷贝拉唑 10mg(或 20mg)、泮托拉唑 40mg、艾普拉唑 5mg,以上选一;标准剂量的铋剂为枸橼酸铋钾 220mg(果胶铋的标准剂量待确定);2 次 /d,餐前半小时口服。常用的抗生素见表 2-3。

表 2-3　Hp 根除四联方案中的抗生素组合、剂量和用法

方案	抗生素 1	抗生素 2
1	阿莫西林 1 000mg,2 次 /d	克拉霉素 500mg,2 次 /d
2	阿莫西林 1 000mg,2 次 /d	左氧氟沙星 500mg,1 次 /d;或 200mg,2 次 /d

方案	抗生素 1	抗生素 2
3	阿莫西林 1 000mg,2 次 /d	呋喃唑酮 100mg,2 次 /d
4	四环素 500mg,3 或 4 次 /d	甲硝唑 400mg,3 或 4 次 /d
5	四环素 500mg,3 或 4 次 /d	呋喃唑酮 100mg,2 次 /d
6	阿莫西林 1 000mg,2 次 /d	甲硝唑 400mg,3 或 4 次 /d
7	阿莫西林 1 000mg,2 次 /d	四环素 500mg,3 或 4 次 /d

【推荐处方】

1. 对青霉素不过敏者

处方 1. 艾司奥美拉唑,20mg,口服,2 次 /d;阿莫西林,1 000mg,2 次 /d;克拉霉素,0.5g,口服,2 次 /d;枸橼酸铋钾,220mg,口服,2 次 /d。

处方 2. 艾司奥美拉唑,20mg,口服,2 次 /d;阿莫西林,1 000mg,2 次 /d;呋喃唑酮,100mg,2 次 /d;枸橼酸铋钾,220mg,口服,2 次 /d。

处方 3. 艾司奥美拉唑,20mg,口服,2 次 /d;阿莫西林,1 000mg,2 次 /d;甲硝唑,400mg,3 或 4 次 /d;枸橼酸铋钾,220mg,口服,2 次 /d。

处方 4. 艾司奥美拉唑,20mg,口服,2 次 /d;阿莫西林,1 000mg,2 次 /d;四环素,500mg,3 或 4 次 /d;枸橼酸铋钾,220mg,口服,2 次 /d。

处方 5. 艾司奥美拉唑,20mg,口服,2 次 /d;阿莫西林,1 000mg,2 次 /d;左氧氟沙星,500mg,1 次 /d,或 200mg,2 次 /d;枸橼酸铋钾,220mg,口服,2 次 /d。

2. 对青霉素过敏者

处方 1. 艾司奥美拉唑,20mg,口服,2 次 /d;四环素,500mg,3 或 4 次 /d;甲硝唑,400mg,3 或 4 次 /d;枸橼酸铋钾,220mg,口服,2 次 /d。

处方 2. 艾司奥美拉唑,20mg,口服,2 次 /d;四环素,

500mg,3 或 4 次 /d;呋喃唑酮,100mg,2 次 /d;枸橼酸铋钾,220mg, 口服,2 次 /d。

处方 3. 艾司奥美拉唑,20mg, 口服,2 次 /d;四环素,500mg,3 或 4 次 /d;左氧氟沙星,500mg,1 次 /d,或 200mg,2 次 /d;枸橼酸铋钾,220mg,口服,2 次 /d。

处方 4. 艾司奥美拉唑,20mg, 口服,2 次 /d;克拉霉素,0.5g, 口服,2 次 /d;呋喃唑酮,100mg,2 次 /d;枸橼酸铋钾,220mg, 口服,2 次 /d。

处方 5. 艾司奥美拉唑,20mg, 口服,2 次 /d;克拉霉素,0.5g, 口服,2 次 /d;甲硝唑,400mg,3 或 4 次 /d;枸橼酸铋钾,220mg, 口服,2 次 /d。

处方 6. 艾司奥美拉唑,20mg, 口服,2 次 /d;克拉霉素,0.5g, 口服,2 次 /d;左氧氟沙星,500mg,1 次 /d,或 200mg,2 次 /d;枸橼酸铋钾,220mg,口服,2 次 /d。

【注意事项】

1. 铋剂除可以保护胃黏膜外,尚用于 Hp 感染的治疗,其主要不良反应表现为大便变黑。

2. 含左氧氟沙星的方案不推荐用于初次治疗,根除方案不分一线和二线,应尽可能将疗效高的方案用于初次治疗。初次治疗失败后,可在其余方案中选择 1 种方案进行补救治疗。方案的选择需根据当地的 Hp 抗生素耐药率和个人药物使用史,权衡疗效、药物费用、不良反应和其可获得性。

3. 不论初次治疗或补救治疗,如需选择含克拉霉素、甲硝唑或左氧氟沙星的三联方案,应进行药敏试验。

4. 呋喃唑酮的耐药率低、疗效较好,但要注意药物不良反应。

5. 补救方案的选择应参考以前用过的方案,原则上不重复原方案,如方案中已应用克拉霉素或左氧氟沙星应避免再次使用。

（陈　雄）

第三章

小肠疾病

第一节 非特异性小肠溃疡

非特异性小肠溃疡较少见,如非特异性孤立性小肠溃疡和弥漫性小肠溃疡。

一、非特异性孤立性小肠溃疡

【概述】

本病也被称为单纯性小肠溃疡、小肠溃疡,最早由Bailli 于 1795 年报告。虽然随着非甾体抗炎药(NSAID)的广泛使用,本病的发生率可能略有增加,但仍属少见病,其发病率在 4/10 万左右。

【临床特征】

1. 最常见的症状为腹痛、消化道出血及肠梗阻表现。腹痛多位于脐周或右下腹,多呈绞痛或灼痛,部分患者服用抗酸药可缓解。消化道出血多为小量。少数患者以并发症而就诊,主要为肠梗阻、肠穿孔及下消化道出血。

2. 约半数患者可有服用 NSAID 及肠溶性氯化钾片的病史等,多为 3~4 个月。

3. 好发于 50~70 岁的中老年人。

【治疗原则】

对有可疑药物摄入史者,应停用该药物或调整剂型。减轻肠道炎症、防治非甾体抗炎药引起的胃肠黏膜损伤、防治消化道出血等。必要时行手术治疗。

【推荐处方】

处方 1. 硫糖铝片,0.25mg/片,4 次 /d,口服,饭前 1 小时或睡前空腹嚼服。

甲硝唑,首次 15mg/kg(70kg 及以上为 1g),维持剂量为 7.5mg/kg,静脉滴注,每 6~8 小时 1 次;或成人 0.5g/ 次,儿童 20~50mg/(kg·d),口服,3 次 /d。

处方 2. 米索前列醇,200μg/ 片,4 次 /d,口服,饭前 1 小时或睡前空腹服,服用 4~8 周。

甲硝唑,首次 15mg/kg(70kg 及以上为 1g),维持剂量为 7.5mg/kg,静脉滴注,每 6~8 小时 1 次;或成人 0.5g/ 次,儿童 20~50mg/(kg·d),口服,3 次 /d。

处方 3. 铝碳酸镁片,1g/ 次,口服,3 次 /d。

甲硝唑,首次 15mg/kg(70kg 及以上为 1g),维持剂量为 7.5mg/kg,静脉滴注,每 6~8 小时 1 次;或成人 0.5g/ 次,儿童 20~50mg/(kg·d),口服,3 次 /d。

二、弥漫性小肠溃疡

【概述】

本病较非特异性孤立性小肠溃疡更少见,又称为慢性溃疡空回肠炎、慢性特发性溃疡性小肠炎、慢性溃疡性非肉芽肿性空回肠炎。20 世纪 90 年代基因生物学研究发现该病与难治性乳糜泻及 T 细胞淋巴瘤相关性肠病可能为同一疾病。

【临床特征】

1. 腹泻、腹痛、消化不良和蛋白质丢失性肠病。
2. 主要并发症有消化道出血、肠穿孔和肠梗阻。
3. 起病隐匿,病程较长,以 50 和 60 岁年龄组多见。

【治疗原则】

强调无麦胶饮食,积极的营养支持治疗;重症者行完全胃肠外营养。内科治疗无效时应手术。

【推荐处方】

尚无有效的药物治疗方案。

(郭　勤)

第二节　药物相关性小肠炎

【概述】

药物相关性小肠炎是指药物所致的肠穿孔及肠出血,多见于老年人及少数儿童,临床上多为散发病例。以下药物常见:① NSAID,如吲哚美辛控释剂及阿司匹林肠溶片、保泰松、萘普生、尼美舒利、双氯芬酸钠等;②抗生素,特别是口服红霉素、四环素、多黏菌素、麦迪霉素等;③钾盐,并用氯化钾与氢氯噻嗪更易引起小肠溃疡出血,甚至穿孔;④其他药物,如 X 线检查造影剂泛影酸、泛影葡胺等,以及组胺类药物、咖啡因、麦角碱、肾上腺素、胰岛素、甲状腺素、抗凝血药、口服避孕药、抗肿瘤药、抗结核药等。

【临床特征】

1. 腹痛、黑粪。
2. 服用上述药物史。

【治疗原则】

1. 立即停用有关药物。
2. 对症治疗。

【推荐处方】

处方 1. 保护肠道黏膜

蒙脱石散,1 袋 / 次,口服,3 次 /d,急性腹泻时首剂加倍。

或 硫糖铝混悬凝胶,1.0g,口服,2 次 /d,饭前 4 小时、睡前空腹嚼服。

或 铝碳酸镁片,0.5g/ 片,口服,1g/ 次,3 次 /d。

处方 2. 调整肠道菌群

双歧杆菌乳杆菌三联活菌片,2g/ 次,口服,3 次 /d,冲服(牛奶、温开水)。

或 双歧杆菌三联活菌胶囊,1~2 粒 /次,口服,3 次 /d,餐后半小时。

或 双歧杆菌活菌胶囊,1~2 粒 / 次,口服,2 次 /d。

(郭 勤)

第三节 抗生素相关性小肠炎

【概述】

抗生素相关性肠炎(antibiotic-associated colitis)是一种主要发生于结肠,也可累及小肠的急性肠黏膜坏死、纤维素渗出性炎症,黏膜表面覆有黄白或黄绿色假膜,临床常见于应用抗生素治疗之后。现已证实抗生素相关性肠炎主要是由艰难梭菌的外毒素所致,故又称艰难梭菌性肠炎。

【临床特征】

1. 大多起病急骤,多见 50 岁以上的免疫功能低下的人群。

2. 腹痛(以下腹为主)、腹泻(2~30 次 /d),可有毒血症的表现。严重者常发生低血压、休克、严重脱水、电解质紊乱及代谢性酸中毒,甚至急性肾功能不全。并发症如中毒性巨结肠、麻痹性肠梗阻、肠穿孔等。

3. 粪便检测产毒型艰难梭菌或其毒素为阳性,或内镜或组织病理检查发现抗生素相关性肠炎,影像学检查可存在肠梗阻或中毒性巨结肠的表现。

【治疗原则】

及早开始经验性治疗。治疗措施包括及早停用相关抗生素,加强支持治疗,调整肠道正常菌群,严重者给予抗艰难梭菌抗生素或抗毒素治疗。极少数病例因肠梗阻或穿孔需手术。

【推荐处方】

处方 1. 甲硝唑,500mg,口服,3 次 /d,服用 10~14 天。

万古霉素或去甲万古霉素,125mg,口服,3 次 /d,10~14 天。

双歧杆菌乳杆菌三联活菌片,2g/ 次,口服,3 次 /d,冲服(牛奶、温开水)。

处方 2. 甲硝唑,500mg,口服,3 次 /d。

复方谷氨酰胺胶囊,3 粒 / 次,口服,3 次 /d。

枯草杆菌肠球菌二联活菌肠溶胶囊,500mg/ 次,口服,3 次 /d。

处方 3. 甲硝唑,500mg,口服,3 次 /d。

复方谷氨酰胺胶囊,3 粒 / 次,口服,3 次 /d。

杆菌肽,2.5 万 U,口服,4 次 /d,7~10 天。

处方 4. 非达霉素,200mg,口服,2 次 /d,10~20 天。

利福昔明,550mg,口服,2 次 /d,20 天。

雷莫拉宁,200~400mg,口服,2 次 /d,10 天。

抗污泥梭状芽孢杆菌抗毒素,5 万 U,静脉滴注,2 次 /d。

丙种球蛋白,150~400mg/kg,静脉滴注。

(郭　勤)

第四节　乳 糜 泻

【概述】

乳糜泻(celiac disease,CD)又称麸胶敏感性肠病(gluten-sensitive enteropathy),是一种由于摄入麦胶蛋白而引起的慢性小肠疾病,通常以多种营养物质吸收不良、小肠绒毛萎缩和去除饮食中的麦胶蛋白后症状改善为特征。

【临床特征】

1. 腹泻、腹痛,典型患者呈脂肪泻、体重减轻、乏力。
2. 维生素缺乏及电解质紊乱。
3. 水肿、发热及夜尿增多。水肿常见,发热多由于伴发感染所致。发病期夜尿量多于昼尿量,可有 IgA 肾病、不育症、出血倾向等。
4. 血清特异性抗体阳性和小肠黏膜绒毛萎缩是诊断的金标准。

【治疗原则】

严格终身无麸质饮食。注意并发症及支持治疗,及时补充维生素和矿物质。

【推荐处方】

处方 1. 对极度衰弱、饮食治疗不好及不能耐受食物治疗者:

泼尼松,30~40mg/d,清晨顿服,后减量直至少量维持。

处方 2. 处方 1 治疗无效者:

环孢素,2mg/(kg·d),3 周后加量,但不超过 8mg/(kg·d)。

【注意事项】

对于临床高度怀疑 CD 而且特异性抗体阳性的患者,

建议进行 HLA-DQ2 和 HLA-DQ8 检测,加强诊断的力度。对于无症状的个体也可进行 HLA 检测,以决定是否需要进行 CD 特异性抗体检测。

(郭 勤)

第五节　小肠淋巴管扩张症

【概述】

根据病因可分为原发性和继发性。原发性小肠淋巴管扩张症的病因不明,常由先天性淋巴管发育不良所致。近年认为与免疫因素有关,如自身免疫病、肿瘤、感染(结核、丝虫病等),肝硬化门静脉高压、缩窄性心包炎、惠普尔病、腹外伤或手术损伤等使淋巴管狭窄、受压或回流不畅,可造成继发性小肠淋巴管扩张症。淋巴回流受阻后,淋巴液漏入肠腔或腹腔,导致乳糜泻、乳糜性腹水,同时造成蛋白质和淋巴细胞的大量丢失。

【临床特征】

1. 常见于儿童和青少年,90% 于 30 岁以前发病,呈慢性持续性或间歇性发作。

2. 慢性腹泻、水肿、胸腔积液、腹水、低蛋白血症及淋巴细胞减少,可有腹痛、肠梗阻、低钙抽搐等表现。

3. 儿童患者的生长发育迟缓、免疫功能低下。

4. 外周血淋巴细胞绝对计数减少,血浆白蛋白与 IgG 同时降低。内镜活检或手术标本病理证实有小肠淋巴管扩张症。实验证明肠道蛋白质丢失增多。

【治疗原则】

原发性小肠淋巴管扩张症尚无特效疗法,以内科治疗为主;继发性小肠淋巴管扩张症主要是治疗原发病,并给予对症处理。

【推荐处方】

应用含高中链甘油三酯(medium-chain triglyceride,MCT)的饮食。

处方 1. 呋塞米片,20~200mg,口服,1 次 /d。

人血白蛋白注射液,10g,静脉滴注。

处方 2. 托拉塞米片,10mg/ 片,口服,1 次 /d。

人血白蛋白注射液,10g,静脉滴注。

(郭 勤)

第六节 白 塞 病

【概要】

白塞病(Behcet disease,BD)是一种全身性、慢性、血管炎性疾病,主要临床表现是复发性口腔溃疡、生殖器溃疡、眼炎及皮肤损害,也可累及血管、神经系统消化道、关节、肺、肾、附睾等器官,大部分患者的预后良好,眼、中枢神经及大血管受累者的预后不佳。本病在东亚、中东和地中海地区的发病率较高,被称为丝绸之路病。我国的发病率无确切资料;任何年龄均可患病,好发年龄为 16~40 岁。我国以女性居多,男性患者的血管、神经系统及眼受累较女性多且病情重。

BD 累及消化道溃疡者称为胃肠型 BD,文献多称肠白塞病。肠白塞病中胃肠道溃疡可为单发或者多发,深浅不一,病变可累及食管下端、胃部、回肠远端、回盲部、升结肠,但以回盲部多见。近年来有关肠白塞病的报道逐渐增多,并有研究显示 BD 的发病率较以往升高。

【临床特征】

本病全身各系统均可受累,但较少同时出现多种临床表现。有时患者需经历数年甚至更长时间才相继出现各种临床症状和体征。

1. 口腔溃疡　几乎所有患者均有复发性、疼痛性口腔溃疡（aphthous，ulceration，阿弗他溃疡），多数患者以此为首发症状。溃疡可以发生在口腔的任何部位，多位于舌缘、颊、唇、软腭、咽、扁桃体等处。可为单发，也可成批出现，呈米粒或黄豆大小，圆形或椭圆形，边缘清楚，深浅不一，底部有黄色覆盖物，周围为一边缘清晰的红晕，1~2周后自行消退而不留瘢痕。重症者溃疡深大愈合慢，偶可遗有瘢痕。复发性口腔溃疡是诊断本病的最基本的必备症状。

2. 生殖器溃疡　约75%的患者出现生殖器溃疡，病变与口腔溃疡基本相似，但出现次数少。溃疡深大，疼痛剧，愈合慢。受累部位为外阴、阴道、肛周、宫颈、阴囊和阴茎等处。阴道溃疡可无疼痛，仅有分泌物增多。有的患者可因溃疡深而致大出血或阴囊静脉壁坏死破裂出血。

3. 眼炎　约50%的患者受累，双眼均可累及。眼受累者的致盲率可达25%，是本病致残的主要原因。最常见和最严重的眼部病变为葡萄膜炎。前葡萄膜炎即虹膜睫状体炎，可伴有或不伴有前房积脓；而后葡萄膜炎和视网膜炎则是影响视力的主要原因。眼球的其余各组织均可受累，出现角膜炎、疱疹性结膜炎、巩膜炎、脉络膜炎、视网膜炎、视盘炎、坏死性视网膜血管炎、眼底出血等。此外，可有晶状体出血或萎缩、青光眼、视网膜脱离。单独的视盘水肿提示脑静脉血栓，由白塞病所致的颅内血管病变可导致视野缺损。

4. 皮肤病变　皮肤的发生率高，可达80%~98%；表现多种多样，有结节性红斑、疱疹、丘疹痤疮样皮疹、多形红斑、环形红斑、坏死性结核疹样损害、大疱性坏死性血管炎、Sweet病样皮损、脓疱病等。患者可有1种或1种以上的皮损，而特别有诊断价值的皮肤体征是结节红斑样皮损和对微小创伤（针刺）后的炎症反应。

5. 关节损害　25%~60%的患者有关节症状，表现为相对轻微的局限性、非对称性关节炎，主要累及膝关节和其他大关节。HLA-B27 阳性患者可有骶髂关节受累,出现与强直性脊柱炎相似的表现。

【治疗原则】

本病目前尚未有公认的有效根治办法,多种药物均有效,但停药后大多易复发。治疗目的在于控制现有症状,防治重要脏器损害,减缓疾病进展。

【推荐处方】

急性活动期应卧床充分休息,保证营养,少渣饮食;注意纠正水、电解质及酸碱平衡紊乱。近年来有学者提出少渣饮食的"进修疗法"可显著缓解肠白塞病的症状,甚至可使原有病变消失。发作间歇期应注意预防复发,如控制口、咽部感染,避免进刺激性食物,伴有感染者可行相应的治疗。

处方 1. 柳氮磺吡啶(SASP),4g,口服,4 次 /d,用药 3~4 周症状缓解后可逐渐减量,然后改维持剂量 1~2g,分 1~2 次口服,维持 3 个月 ~1 年。

处方 2. 硫唑嘌呤,1.5~4mg/kg,口服,1 次 /d。

处方 3. 泼尼松,40~60mg,口服,1 次 /d,炎症控制后逐渐减量到 10~15mg/d。

处方 4. 英夫利西单抗(infliximab),3~10mg/kg,静脉输注,0、2、6 周各使用 1 次。

处方 5. 沙利度胺(thalidomide),200mg/d,口服,2 次 /d。

(郭 勤)

第七节 出血性坏死性肠炎

一、急性坏死性肠炎

【概述】

急性坏死性肠炎主要见于中性粒细胞减少患者,也称为坏死性小肠结肠炎、中性粒细胞减少性小肠结肠炎、回盲肠综合征。该病常见于血液系统恶性肿瘤患者,往往与化疗后白细胞减少和肠黏膜损伤有关。

【临床特征】

1. 发热、腹痛,尤其是右下腹痛。其他症状可有腹胀、恶心、呕吐、水样便或血便。

2. 在严重中性粒细胞减少患者(中性粒细胞计数绝对值 <500 个 /ml)多见,症状常在化疗后的 10~14 天内出现。

3. 常出现真菌血症和肠道真菌感染。

4. 并发症有腹膜炎、肠穿孔和出血。

【治疗原则】

治疗应个体化。非手术治疗包括肠道休息、胃肠减压、液体复苏、营养支持、血液制品支持和使用广谱抗生素。出现腹膜炎、肠穿孔、出血等并发症时需手术治疗,右半结肠切除术是首选的术式。

【推荐处方】

抗生素可选择:

处方 1. 0.9% 氯化钠注射液　100ml ｜ 静脉滴注,每
哌拉西林他唑巴坦　1.125g ｜ 8 小时 1 次。

联合甲硝唑,静脉滴注,首次 15mg/kg(70kg 及以上为 1g),维持剂量为 7.5mg/kg,每 6~8 小时 1 次;或口服,成人 0.5g/ 次,儿童 20~50mg/(kg·d),3 次 /d。

处方 2. 0.9% 氯化钠注射液 100ml ｜ 静脉滴注,
头孢他啶　1.0g ｜ 2 次 /d。

肌内注射,成人 0.25~0.5g/ 次,儿童 30~100mg/(kg·d),2~3 次 /d。

静脉滴注,成人 2~6g/d,儿童 50~150mg/(kg·d),2~3 次 /d。

联合甲硝唑,静脉滴注,首次 15mg/kg(70kg 及以上为

1g),维持剂量为 7.5mg/kg,每 6~8 小时 1 次;或口服,成人 0.5g/ 次,儿童 20~50mg/(kg·d),3 次 /d。

处方 3. 0.9% 氯化钠注射液 100ml　静脉滴注,2 次 /d。

头孢吡肟　1.0g

肌内注射,成人,1g/ 次,2 次 /d。

静脉滴注,成人,2g/d,2~3 次 /d。

13 岁以上且体重 >40kg 的患儿使用成人剂量,2 个月~12 岁儿童的最大剂量不可超过成人剂量。

联合甲硝唑,静脉滴注,首次 15mg/kg(70kg 及以上为 1g),维持剂量为 7.5mg/kg,每 6~8 小时 1 次;或口服,成人 0.5g/ 次,儿童 20~50mg/(kg·d),3 次 /d。

【注意事项】

早期报道该病的死亡率达 40%~50%,死亡原因为透壁性肠坏死、肠穿孔和败血症。

二、急性出血性坏死性肠炎

【概述】

急性出血性坏死性肠炎是一种好发于小肠的急性出血性坏死性炎症。病变主要累及空肠和回肠,故也称急性出血性坏死性小肠炎。偶尔也可累及十二指肠和结肠,甚至累及全消化道。是一种危及生命的暴发性疾病。

【临床特征】

1. 起病急骤,多有不洁饮食史。

2. 腹痛、腹胀、呕吐、腹泻、便血(果酱样或鲜红色、暗红色血便,混有灰白色坏死黏膜,有明显的血腥味)、发热及中毒的临床症状,重症可出现败血症和感染性休克。

3. 粪便中分离出 Welchii 杆菌则可确诊。腹部 X 线平片有肠扩张、液平面等有助于诊断。

【治疗原则】

以非手术治疗为主,配合病因治疗及全身支持治疗,早期联合使用抗生素,纠正水、电解质平衡紊乱,解除中毒症状,积极防治感染性休克及其他并发症。

【推荐处方】

1. 补液　禁食。成人2 500~3 500ml/d,糖盐比为2:3。

2. 抗感染　2 种药物联用 10~15 天。

处方 1. 0.9% 氯化钠注射液 100ml　｜ 静脉滴注,2
氨苄西林　2.0g　｜ 次 /d(剂 量
　｜ 为 4~6g/d)。

联合甲硝唑,500mg,静脉滴注,2 次 /d。

处方 2. 环丙沙星,0.2g,静脉滴注,1 次 /d
联合甲硝唑,500mg,静脉滴注,2 次 /d。

处方 3. 0.9% 氯化钠注射液 100ml　｜ 静脉滴注,2
头孢唑林　2.0g　｜ 次 /d(剂 量
　｜ 为 4~6g/d)。

3. 对症治疗

处方 1. 止痛:阿托品,0.5~1mg,肌内注射;或山莨菪碱,10mg,肌内注射。

处方 2. 吸收毒素:胰蛋白酶,0.6~0.9g,口服,3 次 /d;重症 1 000U,肌内注射,1~2 次 /d。
蒙脱石散,3g,口服,3 次 /d,急性腹泻时首剂加倍。

处方 3. 驱虫(在出血停止、全身情况改善后):左旋咪唑,150mg,口服,2 次 /d,连用 2 天。

处方 4. 止血
5% 葡萄糖注射液　250ml　｜ 静脉滴注,
酚磺乙胺　2.0g　｜ 1 次 /d。

4. 肾上腺皮质激素

儿童:地塞米松 1~2.5mg/d 或氢化可的松 4~8mg/(kg·d),静脉滴注。

成人:地塞米松 5~20mg/d 或氢化可的松 200~300mg/d,静脉滴注,3~5 天后即可停药。

放腹水后:地塞米松 5mg+ 头孢拉定 2.0g+ 替硝唑 0.4g,腹腔注射。

5. 调节肠道菌群

处方　双歧杆菌乳杆菌三联活菌片,2g/次,口服,3 次/d,冲服(牛奶、温开水)。

或　双歧杆菌三联活菌胶囊,1~2 粒/次,口服,3 次/d,餐后半小时。

或　双歧杆菌活菌胶囊,1~2 粒/次,口服,2 次/d。

【注意事项】

1. 婴幼儿的临床症状不典型。

2. 缺乏特异性的诊断特征,误诊率为 50%~60%。

3. 国外曾有文献报道,有学者采用 Welchii 杆菌抗毒血清 42 000~85 000U 静脉滴注治疗本病,取得较好的疗效。但尚未在临床上广泛使用。

4. 激素有加重肠出血和促发肠穿孔的风险。对于中毒症状重、高热及感染性休克患者,可短期、较大剂量、静脉给药。

（郭　勤）

第四章

大肠疾病

第一节 肠结核

【概述】

肠结核(intestinal tuberculosis)是结核分枝杆菌引起的肠道慢性特异性感染。过去在我国比较常见,近几十年来随着生活及卫生条件的改善,结核的患病率下降,本病已逐渐减少。但由于肺结核目前在我国仍然常见,故在临床上对本病须继续提高警惕。

【临床特征】

本病一般见于中青年,女性稍多于男性。

1. 腹痛 多位于右下腹或脐周,间歇性发作,常为痉挛性阵痛伴腹鸣,于进餐后加重,排便或肛门排气后缓解。

2. 腹泻与便秘 腹泻是溃疡型肠结核的主要临床表现之一。一般不含脓血,不伴有里急后重。有时患者会出现腹泻与便秘交替,这与肠变引起的胃肠功能紊乱有关。增生型肠结核可以便秘为主要表现。

3. 腹部肿块 腹部肿块主要见于增生型肠结核,也可见于溃疡型肠结核,病变肠段和周围组织粘连,或同时有肠系膜淋巴结结核。

4. 全身症状和肠外结核表现 多见于溃疡型肠结核,主要表现为午后潮热,伴有盗汗。

并发症见于晚期患者,以肠梗阻多见,瘘管和腹腔脓肿远较克罗恩病少见,肠出血较少见,少有急性肠穿孔。可因合并结核性腹膜炎而出现相关临床表现。

【治疗原则】

1. 休息与营养　休息与营养可加强患者的抵抗力,是治疗的基础。

2. 抗结核化学药物治疗　是本病治疗的关键。药物治疗依据的原则是早期、规律、全程、适量、联合。

3. 对症治疗　腹痛可用抗胆碱药;摄入不足或腹泻严重者应注意纠正水、电解质与酸碱平衡紊乱;对不完全性肠梗阻患者需进行胃肠减压。

4. 手术治疗　适应证包括:①完全性肠梗阻;②急性肠穿孔,或慢性肠穿孔瘘管形成经内科治疗而未能闭合者;③肠道大量出血经积极抢救不能有效止血者;④诊断困难需剖腹探查者。

5. 药物治疗　主要是抗结核治疗,常用抗结核药的用法用量和不良反应见表4-1。

(1) 初治患者:① 2SHRZ/4HR,即予 2 个月链霉素、异烟肼、利福平、吡嗪酰胺,然后 4 个月异烟肼和利福平;② 2EHRZ/4HR,其中 E 代表乙胺丁醇;③ 2HRZ/4HR;④ 2SHR/7HR;⑤ 2HRZ/4H_3R_3,在此 H_3R_3 代表异烟肼和利福平每周 3 次间歇用药;⑥ 2HRZ/4H_2R_2,在此 H_2R_2 代表异烟肼和利福平每周 2 次用药;⑦ 9HR,即 9 个月异烟肼和利福平;⑧ 2SHE/10HE;⑨ 2SHREZ/HT,在此 T 代表氨硫脲。

上述方案中,①和②适用于怀疑患者已有耐药菌感染或者原发耐药率高的地区的患者,⑤和⑥适用于能实行全程督导的地区使用,⑨适用于经济困难的患者。

病情较轻患者可选用下列较简易的方案:① 2SHR(D)/4HR(D),其中(D) 表示可用利福定代替 RFP;② 6RH,即 6 个月异烟肼和利福平;③ 12HP,即 12 个月异烟肼和对氨基水杨酸;④ 9HD,即 9 个月异烟肼和利福定。

表 4-1　常用抗结核药的用法用量和不良反应

药名	日剂量			间歇疗法		用法	不良反应
	成人/g		儿童/	成人/g			
	≤50kg	>50kg	(mg/kg)	≤50kg	>50kg		
异烟肼 (INH,H)	0.3	0.3	10~15	0.5	0.6	1 次/d,顿服	肝毒性
链霉素 (SM,S)	0.75	0.75	15~30	0.75	0.75	1 次/d,饭前 2 小时顿服	听力障碍、眩晕、肾功能障碍、过敏反应
利福平 (RFP,R)	0.45	0.6	10~20	0.6	0.6	1 次/d,饭前 2 小时顿服	肝毒性、胃肠反应、过敏反应
利福喷丁 (RFT,L)				0.45	0.6	每周 2 次,饭前或饭后顿服	同利福平
吡嗪酰胺 (PZA,Z)	1.5	1.5	20~30	2.0	2.0	1 次/d,顿服或分 2~3 次服用	肝毒性、胃肠道反应、过敏反应
乙胺丁醇 (EMB,E)	0.75	1.0	15~25	1.0	1.2	1 次/d,顿服	视力障碍、视野缩小
丙硫异烟胺 (PTH,TH)	0.75	1.0	10~20			每日分 3 次服用	胃肠反应、口感金属味

续表

药名	间歇疗法					用法	不良反应
	日剂量			成人/g			
	成人/g		儿童/(mg/kg)	≤50kg	>50kg		
	≤50kg	>50kg					
对氨基水杨酸钠(PAS,P)	8.0	8.0	150~250	10	12	每日分3次服用	肝毒性,胃肠反应,过敏反应
阿米卡星(AMK,丁胺卡那霉素)	0.4	0.4	10~20	0.4	0.4	1次/d,肌内注射	同链霉素
卷曲霉素(CPM)	0.75	0.75		0.75	0.75	1次/d,肌内注射	同链霉素,电解质紊乱
氧氟沙星(OFLX,O)	0.4	0.6		0.75		1次/d或分2~3次	肝肾毒性,胃肠反应,过敏,光敏反应,中枢神经系统反应,肌腱反应
左氧氟沙星(LVFX,V)	0.3	0.3				1次/d或分2~3次	同氧氟沙星

（2）复治患者：化疗后复发的患者；如果曾用 2HRZ/4HR 或类似方案且坚持规律用药，复发是罕见的。假如短期规律用药后自行停药而复发，则应在严格的全面督导下用原方案治疗 9 个月；如果使用较弱方案或没有规律用药而复发，则需认真调查分析，另制订方案治疗。

（3）初治化疗失败的患者：患者确实进行规律性化疗但疗效不好，可能由于开始时就有多种耐药菌株存在，或者治疗过程中产生获得性耐药或增加耐药性。对此种病例必须更改方案，疗程至少 1 年，采用每日给药方案而且前 3~4 个月至少包括可能敏感的 3 种药物。最好采用患者以前从未用过或用药时间很短且与过去用过的药物无交叉反应的 3 种药物，待病情控制后，至少用 2 种药物完成全疗程。

【推荐处方】

处方 1. 异烟肼，0.3g，口服，1 次 /d；利福平，0.45g，口服，1 次 /d；乙胺丁醇，0.75g，口服，1 次 /d。

处方 2. 异烟肼，0.3g，口服，1 次 /d；利福喷丁，0.6g，口服，2 次 /w；乙胺丁醇，0.75g，口服，1 次 /d；吡嗪酰胺，1.5g，口服，1 次 /d。

【注意事项】

常用抗结核药的注意事项如下：

1. 异烟肼

（1）常规剂量无须加用维生素 B_6，以免降低异烟肼的抗菌活力。

（2）异烟肼能引起精神、神经系统症状，故用药前应仔细询问有无精神、神经系统方面的病史，避免引起不良后果。

（3）主张异烟肼一次量空腹顿服，以提高其血药浓度。由于抗酸药如氢氧化铝等有抑制其吸收的作用，故不宜同服。

（4）异烟肼可抑制双香豆素类抗凝血药、苯妥英等药物的代谢，导致这些药物的血药浓度增高、作用增强；与皮质激素并用可降低异烟肼的疗效，故并用时注意观察氨茶碱的毒性反应。

2. 利福类

（1）胃内的食物影响利福平的吸收，故必须空腹服用，宜于用药后 2 小时进餐。

（2）定期监测肝功能变化。

（3）利福平为肝药酶诱导剂，可加速双香豆素类抗凝血药、降血糖药、洋地黄类、皮质激素、氨苯砜及避孕药的代谢，使其作用降低，与上述药物并用时需调整其剂量。

（4）对氨基水杨酸钠、巴比妥类、氯氮䓬等药物可降低利福平的吸收和血药浓度，利福平与以上其中 1 种药物合用应相隔 8 小时。

（5）利福喷丁宜进食后服用，也可空腹服用，但因其具有脂溶性的特点，进食后可促进药物的吸收。

（6）服药后尿液、汗液、唾液等排泄物可呈橘红色，尤以尿液更加明显。服药前应向患者做好解释，以免引起不必要的误会和恐慌。

3. 吡嗪酰胺

（1）吡嗪酰胺必须与异烟肼、利福平等药物联合应用，单用易产生耐药性。PZA 与异烟肼合用能促进和加强其杀菌、灭菌作用，使组织中的结核分枝杆菌失去增殖能力；与喹诺酮类药物联合有协同杀菌作用。

（2）做好用药指导，服药期间嘱患者增加饮水量，如已出现关节疼痛应遵医嘱口服别嘌醇增加尿酸排泄，还可口服阿司匹林缓解疼痛症状。

（3）吡嗪酰胺的毒性作用与药物剂量有关，故成人的剂量以不超过 1.5g/d 为宜。

（4）定期监测肝功能和做血尿酸检查。

4. 乙胺丁醇

(1)在抗结核治疗中,EMB 需与其他抗结核药配伍用,以增加疗效,减少耐药性的发生。

(2)定期做视力、视野、眼底、色觉检查,老年人、糖尿病患者和营养不良者应增加检查次数。治疗中出现视觉障碍应视情况减量或停药;发生视神经炎时应立即停药,并给予大剂量的 B 族维生素治疗。

(3)氢氧化铝能减少乙胺丁醇的吸收,故两药不宜同时服用。

5. 链霉素

(1)SM 用于抗结核治疗时必须与其他抗结核药联合应用,以延缓耐药性的产生,多用于强化期的抗结核治疗。

(2)用药前必须做链霉素皮肤过敏试验,有链霉素过敏史者禁用。

(3)在老年人和慢性肾功能不全者,SM 易造成蓄积中毒,需慎用,必须应用时酌情减少用量或间歇应用,并定期检查尿常规和肾功能。

(4)用药前向患者讲解此药的毒副作用,用药期间要严密观察有无头晕、耳鸣、听力减退等反应,如有异常及时停药。

(刘　锐)

第二节　炎性肠病

【概述】

炎性肠病(inflammatory bowel disease,IBD)是一类多种病因引起的、异常免疫介导的肠道慢性及复发性炎症,有终身复发的倾向。其发病率在发达国家持续增高,我国的发病率较往年明显增多。以青壮年多发,男、女的发病率相等。本病包括溃疡性结肠炎(ulcerative colitis,UC)、克罗恩病(Crohn's disease,CD)和未定型结肠炎(indeterminate colitis,IC)。UC 是结肠黏膜层和黏膜下层的连续性炎症,疾病通常先累及直肠,逐渐向全结肠蔓延。CD 可累及全消化道,为非连续性全层炎症,最常累及的部位为末端回肠、结肠和肛周。对结肠 IBD 一时难以区分 UC 与 CD 者,即仅有结肠病变,但内镜及活检缺乏 UC 或 CD 的特征,临床可诊断为结肠 IBD 类型待定(IBDU)。IC 是指结肠切除术后病理检查仍无法区分 UC 和 CD 者。

本病的病因和发病机制尚未完全明确,已知肠道黏膜免疫系统异常反应所导致的炎症反应在 IBD 的发病中起重要作用。目前认为由多种因素相互作用所致,主要包括环境、遗传、感染和免疫因素。

【临床特征】

一般起病缓慢,少数急骤。病情轻重不一。易反复发作,发作诱因有精神刺激、过度疲劳、饮食失调、继发感染等。

1. 消化系统症状

(1)腹泻:腹泻为 UC 患者的最主要的症状,常为血性腹泻,水样或糊状粪便中含血、脓和黏液。轻者 2~4 次/d;严重者可达 10~30 次/d,呈血水样。腹泻亦为 CD 患者的常见症状,多数大便 2~6 次/d,糊状或水样,一般无脓血及黏液。

(2)腹痛:UC 患者的腹痛常局限于左下腹或下腹部,呈阵发性痉挛性绞痛,疼痛后可有便意,排便后疼痛暂时缓解。绝大多数 CD 患者均有腹痛,性质多为隐痛、阵发性加重或反复发作,部分以右下腹多见,与末端回肠病变有关;其次为脐周或全腹痛。

(3)里急后重:因直肠炎症刺激所致。

(4)腹部包块:部分 CD 患者可出现腹部包块,以右下腹和脐周多见。因肠粘连、肠壁和肠系膜增厚、肠系膜淋巴结肿大、肠瘘形成以及腹腔内脓肿等所致。

(5)其他消化道症状:腹胀、食欲缺乏、恶心、呕吐等。

2. 全身症状

(1)贫血:常有轻度贫血,少数因大量出血、严重营养不良致严重贫血。

(2)发热:急性重症患者有发热伴全身毒血症状,因活动性肠道炎症、组织破坏后毒素吸收及继发感染等引起。

(3)营养不良:因肠道吸收障碍和消耗过多,常引起患者消瘦、贫血、低蛋白血症等表现。年幼的患者伴有生长受阻的表现。

(4)水、电解质紊乱:因进食少、腹泻等致低钠、低钾、失水等。

3. 肠外表现

(1)外周关节炎。

(2)结节性红斑。

(3)坏疽性脓皮病。

(4)巩膜外层炎、前葡萄膜炎。

(5)复发性口腔溃疡。

(6)骶髂关节炎。

(7)强直性脊柱炎。

(8)原发性硬化性胆管炎。

(9)淀粉样变性。

(10)急性发热性嗜中性皮肤病。

(1)~(5)在病情控制后可缓解或恢复;(6)~(10)可与UC并存,但与UC的病情变化无关。

IBD的诊断主要依靠病史特点、体格检查、实验室检查、影像学检查、内镜检查和病理组织学检查特点等,在排除急性细菌性结肠炎、阿米巴痢疾、慢性血吸虫病、肠结核等感染性结肠炎和缺血性结肠炎、放射性结肠炎、淋巴瘤、结肠癌和肠易激综合征等的基础上诊断。

【治疗原则】

IBD的治疗目标为诱导并维持临床缓解以及黏膜愈

合,防治并发症,改善患者的生活质量。加强对患者的长期管理。治疗措施包括一般治疗、药物治疗和手术治疗。

1. 一般治疗

(1)适当休息。

(2)饮食:流质或少渣饮食,严重者禁食。强调饮食调理和营养补充,给予高营养的少渣饮食。适当给予叶酸、维生素 B_{12} 等多种维生素及微量元素。

(3)补液、补充电解质:防治水、电解质、酸碱平衡紊乱,特别是注意补钾。便血多、血红蛋白过低者适当输红细胞。

(4)营养支持:注意检测患者的体重和BMI,铁、钙和维生素(特别是维生素 D、维生素 B_{12})等物质的缺乏,并做相应处理。对重症患者可予营养支持治疗,首选肠内营养,不足时辅以肠外营养。

(5)重症有继发感染者,予广谱抗菌药或环丙沙星和 /或甲硝唑。

(6)对症治疗:腹痛、腹泻严重者必要时可给予抗胆碱药或止泻药,但应注意抗胆碱药或止泻药有诱发中毒性巨结肠的风险。

(7)患者教育:强调药物治疗的依存性及长期治疗的必要性等。

2. 药物治疗

(1)氨基水杨酸制剂:柳氮磺吡啶(SASP)对控制轻、中型患者活动性有一定疗效,主要适用于病变局限在结肠者。其与剂量相关的副作用有恶心、呕吐、食欲减退、头痛等;与过敏有关的副作用有皮疹、粒细胞减少等。氨基水杨酸制剂的用药方案见表4-2。

表4-2 氨基水杨酸制剂的用药方案

药名	释放特点	剂型	推荐剂量
柳氮磺吡啶	结肠释放	口服:片剂	3~4g/d,分次口服

续表

药名		释放特点	剂型	推荐剂量
5-ASA 前体药	巴柳氮	结肠释放	口服:片剂、胶囊剂、颗粒剂	4~6g/d,分次口服
	奥沙拉秦	结肠释放	口服:片剂、胶囊剂	2~4g/d,分次口服
5-ASA	美沙拉秦	pH 依赖性药物的释放部位为回肠末端和结肠纤维素膜控释时间依赖性药物的释放部位为远段空肠、回肠、结肠	口服:颗粒剂、片剂 局部:栓剂、灌肠剂、泡沫剂、凝胶剂	2~4g/d,分次口服 局部:栓剂 0.5~1.0g/ 次,1~2 次 /d; 灌肠剂 1~2g/ 次,1~2 次 /d

(2)糖皮质激素:足量氨基水杨酸制剂治疗 2~4 周症状控制不佳者,尤其是病变较广泛者,应及时改用激素。

1)甲泼尼龙:40~60mg/d 静脉用,3~7 天后如有效改为泼尼松口服,如无效则转换治疗。

2)氢化可的松:300~400mg/d 静脉用,3~7 天后如有效改为泼尼松口服,如无效则转换治疗。

3)泼尼松:0.75~1mg/(kg·d)口服(其他类型的全身作用激素的剂量按相当于上述泼尼松的剂量折算),达到症状完全缓解开始逐步减量,每周减 5mg,减至 20mg/d 时每周减 2.5mg 至停用。

4)布地奈德:为局部作用激素,全身不良反应显著少于全身作用激素。用法为口服 3mg/ 次,3 次 /d,一般在 8~12 周临床缓解后改为 3mg/ 次,2 次 /d。延长疗程可提高疗效,但超过 6~9 个月则再无维持作用。

(3)硫嘌呤类药物:对糖皮质激素治疗效果不佳或糖

皮质激素依赖的慢性活动期患者,加用此类药物可减少糖皮质激素的用量甚至停用。包括硫唑嘌呤(azathioprine,AZA)和巯嘌呤(6-mercaptopurine,6-MP),两药的疗效相似。欧美推荐硫唑嘌呤的目标剂量为1.5~2.5mg/(kg·d),我国的数据显示低剂量硫唑嘌呤对难治性UC患者有较好的疗效和安全性。常从小剂量开始,每4周逐步增量,直至有效或外周血白细胞计数降至临界值或达到当地推荐的目标剂量。使用硫唑嘌呤出现不良反应的患者换用6-MP,部分患者可以耐受。

(4)甲氨蝶呤:硫嘌呤类药物治疗无效或不能耐受者可考虑换用甲氨蝶呤。国外推荐诱导缓解期甲氨蝶呤的剂量为25mg/w,肌内注射或皮下注射;12周达到临床缓解后,可改为15mg/w,肌内注射或皮下注射;亦可改口服。疗程可持续1年,更长疗程的疗效和安全性目前尚无共识。国内的剂量和疗程尚无共识。

(5)环孢素(cyclosporine,CsA):一般2~4mg/(kg·d)静脉滴注,起效快,短期有效率可达60%~80%。用药期间需定期监测血药浓度,严密监测不良反应。有效者待症状缓解后,改为口服继续使用一段时间(不超过6个月),逐渐过渡到硫嘌呤类药物维持治疗。

(6)他克莫司:作用机制与CsA类似,治疗重度UC的短期疗效基本与CsA相同。

(7)沙利度胺:适用于难治性UC和CD的治疗,但由于国内外均为小样本临床研究,故不作为首选治疗药物,可用于无条件使用抗TNF-α单抗者。其起始剂量建议75mg/d或75mg/d以上,该药的疗效和毒副作用与剂量相关,对胎儿有严重的致畸性,常见不良反应有口鼻黏膜干燥、倦怠、嗜睡、眩晕、皮疹、便秘、恶心、腹痛、面部水肿及多发性神经炎、过敏反应等。

(8)英夫利西单抗(infliximab,IFX):当激素和上述免疫抑制剂治疗无效或激素依赖或不能耐受上述药物治疗时,可考虑IFX治疗。IFX的使用方法为5mg/kg,静脉滴注,在第 0、2 和 6 周给予作为诱导缓解；随后每隔 8 周给予相同剂量长程维持治疗。使用 IFX 前接受激素治疗时应继续原来的治疗，在取得临床完全缓解后将激素逐步减量直至停用。

(9) 阿达木单抗(adalimumab)：作用机制与 IFX 类似。阿达木单抗的推荐使用方法为首剂皮下注射 160mg，第 2 周时 80mg 进行诱导治疗，然后每隔 1 周 40mg 维持治疗。

(10) 乌司奴单抗：适用于对传统治疗或 TNF-α 拮抗剂应答不足、失应答或无法耐受的成年中至重度活动性 CD 患者。其使用方法为 6mg/kg 静脉注射，8 周后开始进行 90mg 皮下注射，此后建议每 12 周 90mg 皮下注射。

(11) 合并机会性感染的治疗：激素无效时要警惕合并艰难梭菌(*Clostridium difficile*，*C.diff*)感染和巨细胞病毒(CMV)结肠炎，应给予积极的药物治疗。治疗 *C.diff* 感染的药物有甲硝唑和万古霉素等，治疗 CMV 结肠炎的药物有更昔洛韦和膦甲酸钠等。

(12) 血栓的预防和治疗：大量文献显示重度 UC 患者活动期的血栓形成风险增加，故建议预防性应用低分子量肝素降低血栓形成风险。

3. 手术治疗

(1) UC 患者的手术指征

1) 绝对指征：大出血、穿孔、癌变，以及高度疑为癌变。

2) 相对指征：①积极内科治疗无效的重度 UC，合并中毒性巨结肠内科治疗无效者宜更早外科干预；②内科治疗疗效不佳和／或药物不良反应严重影响生活质量者可考虑外科手术。

(2) CD 患者的手术指征：CD 患者因术后的复发率高，内科医师应在 CD 治疗全过程中慎重评估手术的价值和风险，并与外科医师密切配合，力求在最合适的时间施行最有效的手术。手术指征如下：

1）CD 的并发症：①肠梗阻，由纤维狭窄所致的肠梗阻视病变部位和范围行肠段切除术或狭窄成形术；短段狭窄肠管（一般 <4cm）可行内镜下球囊扩张术；炎性狭窄引起的梗阻如药物治疗无效可考虑手术治疗。②腹腔脓肿，先行经皮脓肿引流和抗感染，必要时再行手术处理病变肠段。③瘘管形成，应由内外科医师密切配合进行个体化处理。④急性穿孔，需急诊手术。⑤大出血，内科治疗（包括内镜止血）出血无效而危及生命者需急诊手术。⑥癌变。

2）内科治疗无效：①激素治疗无效的重度 CD；②内科治疗疗效不佳和 / 或药物不良反应严重影响生活质量者可考虑外科手术。

【注意事项】

1. 决定治疗方案前应向患者详细解释方案的效益和风险，在与患者充分交流并取得合作之后实施。

2. 密切观察药物不良反应，如定期查血象，必要时监测血药浓度。

3. 治疗过程中应根据患者对治疗的反应及对药物的耐受情况随时调整治疗方案。

4. 如治疗无效，应注意是否发生并发症或诊断有误，必要时全面评估患者的诊断。

5. 重视患者教育，强调服药的依存性，避免自行随意减量或停药。

一、溃疡性结肠炎

【概述】

溃疡性结肠炎是一种病因尚不十分明确的直肠和结肠慢性非特异性炎症性疾病。病变部位多位于直肠、乙状结肠，亦可累及全结肠、回肠末端。主要表现为黏膜连续性弥漫性充血水肿、糜烂、出血、隐窝脓肿、溃疡、炎性息肉、肠壁僵硬缩短、结肠袋消失、肠腔狭窄等,少数癌变。

【临床特征】

1. 消化系统表现

(1)腹泻:多见,偶尔反有便秘。原因主要为炎症导致大肠黏膜对水钠吸收障碍及结肠运动功能失常所致。

(2)黏液脓血便:病变限于直肠者,鲜血附于粪便表面;病变达直肠以上者,血混于粪便之中。

(3)腹痛:程度多为轻至中度,并发中毒性巨结肠者可持续剧痛。部位多为左下腹或下腹,少数全腹痛。特点为疼痛—便意—便后缓解。

(4)其他症状:腹胀、食欲缺乏、恶心、呕吐等。

(5)体征:轻、中型为左下腹轻压痛,触及痉挛的降结肠或乙状结肠;重型、暴发型为左下腹明显压痛、鼓肠;并发中毒性结肠扩张、肠穿孔为全腹压痛、反跳痛、腹肌紧张、肠鸣音减弱。

2. 全身表现　　发热,消瘦,贫血,低蛋白血症,水、电解质紊乱等。

3. 肠外表现　　包括关节损伤(如外周关节炎、脊柱关节炎等)、皮肤黏膜表现(如口腔溃疡、结节性红斑和坏疽性脓皮病)、眼部病变(如虹膜炎、巩膜炎、葡萄膜炎等)、肝胆疾病(如脂肪肝、原发性硬化性胆管炎、胆石症等)、血栓栓塞性疾病等。

4. 临床分型

(1)临床类型:可分为初发型和慢性复发型。

1)初发型:指无既往病史而首次发作,该类型在鉴别诊断中应予特别注意,亦涉及缓解后如何进行维持治疗的考虑。

2)慢性复发型:最多见,发作与缓解交替。

(2)病变范围:见表4-3。

表 4-3　溃疡性结肠炎病变范围的蒙特利尔分型

分型	分布	结肠镜下所见的炎症病变累及的最大范围
E1	直肠	局限于直肠,未达乙状结肠
E2	左半结肠	累及左半结肠(脾曲以远)
E3	广泛结肠	广泛病变累及脾曲以近乃至全结肠

(3)疾病活动性的严重程度:UC 的病情分为活动期和缓解期,活动期疾病按严重程度分为轻、中、重度。改良 Truelove 和 Witts 疾病严重程度分型标准见表 4-4,其易于掌握,临床非常实用。

表 4-4　改良 Truelove 和 Witts 疾病严重程度分型

分型	排便 / (次 /d)	便血	体温 /℃	脉搏 /(次 / min)	Hb	血沉 / (mm/h)
轻型	<4	轻或无	正常	正常	正常	<20
中型			介于轻型与重型之间			
重型	≥ 6	重	>37.8	>90	<75% 的正常值	>30

5. 并发症

(1)中毒性巨结肠(toxic megacolon):病情急剧恶化,毒血症明显,结肠病变广泛而严重,累及肌层与肠肌神经丛,肠壁张力减退,肠蠕动消失,结肠急性扩张,腹部明显压痛,肠鸣音减弱或消失。腹平片示结肠扩大、结肠袋消失。预后差,易肠穿孔。常见诱因有低钾、钡灌肠、抗胆碱药、阿片类制剂等。

(2)直、结肠癌变:多见于广泛性结肠炎、幼年起病而病程漫长者。癌变常发生在黏膜下,易漏诊。

(3)其他并发症:肠道大出血、肠穿孔、肠梗阻等。

6. 实验室检查特点

(1)血液检查:Hb下降、WBC升高、ESR升高、C 反应蛋白升高、血清白蛋白下降、电解质失衡、凝血酶原时间延长。

(2)粪便检查:常规检查可见红细胞、脓细胞、巨噬细胞等,病原学检查排除细菌、阿米巴、血吸虫等感染性肠炎。

(3)结肠镜检查特点:①黏膜多发性浅溃疡,伴充血水肿,病变大多从直肠开始,且呈弥漫性分布;②黏膜粗糙呈细颗粒状,黏膜血管模糊、质脆易出血,可附有脓性分泌物;③假息肉(炎性息肉)形成,结肠袋变钝或消失。

(4)黏膜活检:呈炎症反应,常可见糜烂、溃疡、隐窝脓肿、腺体排列异常、杯状细胞减少。

(5)钡灌肠检查特点:①多发性浅龛影或小的充盈缺损;②黏膜粗乱和/或有细颗粒改变;③结肠袋消失、肠壁变硬、肠管缩短,可呈铅管状。

【治疗原则】

活动期治疗方案的选择建立在对病情进行全面评估的基础上,主要根据病情活动性的严重程度、病变累及的范围和疾病类型(复发频率、既往对治疗药物的反应、肠外表现等)制订治疗方案。

1. 轻度 UC

(1)氨基水杨酸制剂:是治疗轻度 UC 的主要药物。

(2)激素:对氨基水杨酸制剂治疗无效者,特别是病变较广泛者,可改用口服全身作用激素。

2. 中度 UC

(1)氨基水杨酸制剂:仍是主要药物。

(2)激素:足量氨基水杨酸制剂治疗 2~4 周症状控制不佳者,尤其是病变较广泛者,应及时改用激素。达到症状缓解后开始逐渐缓慢减量至停药。

(3)硫嘌呤类药物:适用于激素无效或依赖者。

(4)沙利度胺:适用于难治性 UC 的治疗,不作为首选治疗药物。

(5)英夫利西单抗(infliximab,IFX):当激素和上述免疫抑制剂治疗无效或激素依赖或不能耐受上述药物治疗时,可考虑 IFX 治疗。

（6）选择性白细胞吸附疗法：其主要机制是减低活化或升高的粒细胞和单核细胞。对于轻至中度 UC 患者，特别是合并机会性感染者可考虑应用。

3. 重度 UC 应收治入院，给予积极治疗。

（1）一般治疗：同炎性肠病概述。

（2）静脉用糖皮质激素：为首选治疗。甲泼尼龙 40~60mg/d 或氢化可的松 300~400mg/d，3~7 天后如有效改为泼尼松口服，如无效则转换治疗。

（3）需要转换治疗的判断与转换治疗方案的选择：在静脉使用足量激素治疗 3~7 天仍然无效时，应转换治疗方案。①转换药物治疗：如环孢素、他克莫司或 IFX，4~7 天无效者应及时转手术治疗；②立即手术治疗。在转换治疗前应与外科医师和患者密切沟通，以权衡先予"转换"治疗或立即手术治疗的利弊，视具体情况决定。对中毒性巨结肠患者一般宜早期实施手术。

（4）血栓的预防和治疗：重度 UC 患者活动期的血栓形成风险增加，可考虑预防性应用低分子量肝素降低血栓形成风险。

（5）合并机会性感染的治疗：治疗 C.diff 感染的药物有甲硝唑和万古霉素等，治疗 CMV 结肠炎的药物有更昔洛韦和膦甲酸钠等。

4. 远段结肠炎 强调局部用药。对病变局限在直肠者用栓剂，局限在直肠乙状结肠者用灌肠剂，口服与局部用药联合应用的疗效更佳。轻度远段结肠炎可视情况单独局部用药或口服和局部联合用药；中度远段结肠炎应口服和局部联合用药；对病变广泛者口服和局部联合用药亦可提高疗效。局部用药有美沙拉秦栓剂、灌肠剂，激素如氢化可的松琥珀酸钠盐（禁用酒石酸制剂）、布地奈德泡沫剂，中药灌肠剂如锡类散等。

5. 难治性直肠炎 其原因有患者的依从性不佳、药物浓度不足、局部并发症如感染等、诊断有误（IBS、CD、黏膜脱垂、肿瘤等)。需全面评估患者的诊断、用药依从性等,必要时可考虑全身作用激素、免疫抑制剂和 / 或生物制剂治疗。

6. 缓解期的维持治疗　除轻度初发病例、很少复发且复发时为轻度易于控制者外,均应接受维持治疗。UC 维持治疗的目标是维持临床和内镜的无激素缓解。维持治疗药物的选择视诱导缓解时的用药情况而定。

(1)氨基水杨酸制剂:由氨基水杨酸制剂或激素诱导缓解后以氨基水杨酸制剂维持,用原诱导缓解剂量的全量或半量。如用 SAS 维持,剂量一般为 2~3g/d,并应补充叶酸。远段结肠炎以美沙拉秦局部用药为主(直肠炎用栓剂每晚1 次,直肠乙状结肠炎用灌肠剂隔天至数天 1 次),联合口服氨基水杨酸制剂的效果更好。

(2)硫嘌呤类药物:用于激素依赖者、氨基水杨酸制剂无效或不耐受者、环孢素或他克莫司有效者,剂量与诱导缓解时相同。

(3)IFX:IFX 诱导缓解后继续 IFX 维持。

(4)其他:肠道益生菌和中药维持缓解的作用尚待进一步研究。

氨基水杨酸制剂维持治疗的疗程为 3~5 年或长期维持;硫嘌呤类药物和 IFX 维持治疗的疗程未达成共识,视患者的具体情况而定。

【推荐处方】

1. 轻度 UC 的治疗
处方 1. 柳氮磺吡啶,4g/d,分 4 次口服。
处方 2. 美沙拉秦片,2~4/d,分 2 或 4 次口服,或顿服。
美沙拉秦栓,0.5~1.0g/ 次,1~2 次 /d,直肠用。
2. 中度 UC 的治疗
处方 1. 柳氮磺吡啶,4g/d,分 4 次口服。
处方 2. 美沙拉秦片,2~4g/d,分 2 或 4 次口服,或顿服。
美沙拉秦栓,0.5~1.0g/ 次,1~2 次 /d,直肠用。
处方 3. 泼尼松片,0.75~1mg/(kg·d),口服,症状完全

缓解开始逐步减量,每周减 5mg,减至 20mg/d 时每周减
2.5mg 至停用。

处方 4. 硫唑嘌呤片,1~3mg/(kg·d),常从小剂量开始,
每 4 周逐步增量,直至有效或外周血白细胞计数降至临界
值或达到当地推荐的目标剂量。当治疗效果明显时,应考
虑将用药量减至能保持疗效的最低剂量,作为维持剂量。

处方 5. 沙利度胺片,25~50mg/ 次,4 次 /d。起始剂量
建议 75mg/d 或 75mg/d 以上。

处方 6. IFX,5mg/kg,静脉滴注,第 0、2 和 6 周为诱导
缓解;随后每隔 8 周给予相同剂量长程维持治疗。

3. 重度 UC 的治疗

处方 1. 甲泼尼龙,40~60mg/d 静脉用,3~7 天后如有
效改为泼尼松口服,如无效则转换治疗。

处方 2. 氢化可的松,300~400mg/d 静脉用,3~7 天后
如有效改为泼尼松口服,如无效则转换治疗。

处方 3. 环孢素,2~4mg/(kg·d),静脉滴注。有效者待
症状缓解后,改为口服继续使用一段时间(不超过 6 个月)。

处方 4. IFX,5mg/kg,静脉滴注,第 0、2 和 6 周为诱导
缓解;随后每隔 8 周给予相同剂量长程维持治疗。

4. 血栓的预防和治疗

处方 低分子量肝素,85~100IU/(kg·次),每 12 小时
1 次,皮下注射。

5. 合并 *C.diff* 感染的治疗

处方 1. 甲硝唑,200~250mg/ 次,4 次 /d,口服;或 400~
500mg/ 次,3 次 /d,口服。疗程为 10~14 天。

处方 2. 急性 *C.diff* 感染:万古霉素,125mg,每 6 小时
1 次,口服。

处方 3. 预防 *C.diff* 感染复发:万古霉素,125~500mg,
每 3 天 1 次口服,持续 2~3 周。

6. CMV 结肠炎的治疗

处方 1. 更昔洛韦,5mg/(kg·次),2 次 /d,静脉滴注,疗
程一般不少于 3 周。

处方 2. 膦甲酸钠,180mg/(kg·d),静脉滴注,分 2~3 次给药,疗程一般不少于 3 周。

7. 远段结肠炎的治疗

处方 1. 美沙拉秦栓,0.5~1.0g/ 次,1~2 次 /d,直肠用。

处方 2. 美沙拉秦灌肠剂,4g,每晚睡前灌肠。

处方 3. 布地奈德泡沫剂,2mg/25ml,2 次 /d,持续 2 周,之后 1 次 /d。

处方 4. 结肠宁灌肠剂,1 袋,1 次 /d。

【注意事项】

1. 治疗过程中应根据患者对治疗的反应以及对药物的耐受情况随时调整治疗方案。

2. 决定治疗方案前应向患者详细解释方案的效益和风险,在与患者充分交流并取得合作之后实施。

3. 激素减量过快可导致早期复发。

4. 氨基水杨酸制剂会增加硫嘌呤类药物的骨髓抑制毒性。

5. 硫唑嘌呤不可掰开或弄碎后服用。

二、克罗恩病

【概述】

克罗恩病是一种慢性炎症性肉芽肿性疾病,多见于回肠末段及邻近结肠,但从口腔至肛门各段均可受累。病变呈节段性分布,表现为纵行溃疡、裂隙溃疡、鹅卵石样改变和非干酪性肉芽肿,病变累及肠壁全层,易致肠壁增厚和变硬、肠腔狭窄、肠梗阻、瘘管。

【临床特征】

1. 消化系统表现

(1)腹痛:最常见,多位于右下腹或脐周。

(2)腹泻:多为糊状,一般无脓血和黏液。

(3)腹部包块。

(4)瘘管形成。

(5)肛周病变:肛周脓肿、肛瘘、肛裂。

2. 全身表现 体重减轻、发热、食欲缺乏、疲劳、贫血等,青少年患者可见生长发育迟缓。

3. 肠外表现 同溃疡性结肠炎。

4. 临床分型

(1)临床类型:分为非狭窄非穿透型(B1)、狭窄型(B2)、穿透型(B3)、伴有肛门病变(P)。

(2)病变部位:回肠末段(L1)、结肠(L2)、回结肠(L3)、上消化道(L4)。

(3)活动期疾病活动性的严重程度:常用克罗恩病活动指数(Crohn's disease activity index,CDAI)评估疾病活动性的严重程度并进行疗效评价。Harvey 和 Bradshow 的简化 CDAI 计算法(表4-5)较为简便,Best 等的 CDAI 计算法(表4-6)被广泛应用于临床和科研。

表 4-5 简化克罗恩病活动指数计算法

项目	0 分	1 分	2 分	3 分	4 分
一般情况	良好	稍差	差	不良	极差
腹痛	无	轻	中	重	–
腹块	无	可疑	确定	伴触痛	–
腹泻	稀便 1 次/d 记 1 分				
伴随疾病*	每种症状记 1 分				

注:"–"为无此项;*伴随疾病包括关节痛、虹膜炎、结节性红斑、坏疽性脓皮病、阿弗他溃疡、裂沟、新瘘管和脓肿等;≤4 分为缓解期,5~7 分为轻度活动期,8~16 分为中度活动期,>16 分为重度活动期。

表 4-6 　Best 克罗恩病活动指数计算法

变量	权重
稀便次数（1 周）	2
腹痛程度（1 周总评，0~3 分）	5
一般情况（1 周总评，0~4 分）	7
肠外表现与并发症（1 项 1 分）	20
阿片类止泻药（0、1 分）	30
腹部包块（可疑 2 分，肯定 5 分）	10
血细胞比容降低值（正常 *：男 40，女 37）	6
100 ×（1− 体重 / 标准体重）	1

注：* 血细胞比容的正常值按国人标准；总分为各项分值之和，克罗恩病活动指数 <150 分为缓解期，≥ 150 分为活动期，其中 150~220 分为轻度，221~450 分为中度，>450 分为重度。

5. 并发症　并发症常见的有瘘管、腹腔脓肿、肠腔狭窄和肠梗阻、肛周病变（肛周脓肿、肛周瘘管、皮赘、肛裂等），较少见的有消化道大出血、肠穿孔，病程长者可发生癌变。

6. 内镜检查特点

（1）结肠镜检查特点：早期 CD 内镜下表现为阿弗他溃疡，随疾病进展，溃疡可逐渐增大加深，彼此融合形成纵行溃疡。CD 病变内镜下多为非连续性改变，病变间的黏膜可完全正常。其他常见的内镜下表现为卵石征、肠壁增厚伴不同程度的狭窄、团簇样息肉增生等。少见直肠受累和 / 或瘘管开口、环周及连续性病变。

（2）小肠胶囊内镜检查（small bowel capsule endoscopy，SBCE）：对发现小肠黏膜异常较敏感，但对一些轻微病变的诊断缺乏特异性，且有发生胶囊滞留的风险。主要适用于疑诊 CD 但结肠镜及小肠放射影像学检查阴性者。

（3）小肠镜检查：常用气囊辅助式小肠镜（balloon assisted enteroscopy，BAE）。小肠镜下的 CD 病变特征与结肠镜所见相同。主要适用于其他检查（如 SBCE 或放射影像学）发现小肠病变，或尽管上述检查阴性而临床高度怀疑小肠病变需进行确认及鉴别者，或已确诊 CD 需要 BAE 检查以指导或进行治疗者。

（4）胃镜检查：少部分 CD 病变可累及食管、胃和十二指肠，但一般很少单独累及。

7. 影像学检查特点

（1）CTE 或 MRE：活动期 CD 典型的 CTE 表现为肠壁明显增厚（>4mm）；肠黏膜明显强化伴有肠壁分层改变，黏膜内环和浆膜外环明显强化，呈"靶征"或"双晕征"；肠系膜血管增多、扩张、扭曲，呈"木梳征"；相应系膜脂肪密度增高、模糊；肠系膜淋巴结肿大等。MRE 与 CTE 对评估小肠炎性病变的精确性相似，推荐用于监测累及小肠者的疾病活动度。

（2）经腹肠道超声检查：CD 的主要超声表现为肠壁增厚（≥4mm）；回声减低，正常肠壁的层次结构模糊或消失；受累肠管僵硬，结肠袋消失；透壁性炎症时可见周围脂肪层回声增强，即脂肪爬行征；肠壁的血流信号较正常增多；内瘘、窦道、脓肿和肠腔狭窄。其他常见的表现有炎性息肉、肠系膜淋巴结肿大等。

8. 病理组织学特点

（1）透壁性炎症。

（2）聚集性炎症分布，透壁性淋巴细胞增殖。

（3）黏膜下层增厚。

（4）裂沟（裂隙状溃疡）。

（5）非干酪样肉芽肿（包括淋巴结）。

（6）肠道神经系统异常（黏膜下神经纤维增生和神经节炎、肌间神经纤维增生）。

（7）相对比较正常的上皮 - 黏液分泌保存（杯状细胞通常正常）。

【治疗原则】

治疗方案的选择建立在对病情进行全面评估的基础上。开始治疗前应认真检查有无全身或局部感染,特别是使用全身作用激素、免疫抑制剂或生物制剂者。治疗过程中应根据对治疗的反应和对药物的耐受情况随时调整治疗方案。决定治疗方案前应向患者详细解释方案的效益和风险,在与患者充分交流并取得合作之后实施。

1. 活动期的治疗

(1)一般治疗

1)戒烟。

2)营养支持:注意患者的体重和 BMI,铁、钙和维生素(特别是维生素 D、维生素 B_{12})等物质的缺乏。对重症患者可予营养支持治疗,首选肠内营养,不足时辅以肠外营养。

(2)药物治疗方案的选择

1)根据疾病活动的严重程度及对治疗的反应选择治疗方案

①轻度活动期 CD 的治疗

A. 氨基水杨酸制剂适用于结肠型、回肠型和回结肠型,应用美沙拉秦需及时评估疗效。

B. 病变局限在回肠末端、回盲部或升结肠者,布地奈德的疗效优于美沙拉秦。

C. 对上述治疗无效的轻度活动期 CD 患者视为中度活动期 CD,按中度活动期 CD 处理。

②中度活动期 CD 的治疗

A. 激素是最常用的治疗药物。病变局限于回盲部者可用布地奈德,但该药对中度活动期 CD 的疗效不如全身作用激素。

B. 激素无效或激素依赖时加用硫嘌呤类药物或甲氨蝶呤,其诱导活动期 CD 缓解与激素有协同作用,但起效慢,硫唑嘌呤用药 12~16 周后才达到最大疗效,因此其作用主要是在激素诱导症状缓解后继续维持撤离激素的缓解。

C. IFX 用于激素和上述免疫抑制剂治疗无效或激素依赖者或不能耐受上述药物治疗者。

D. 沙利度胺对儿童及成人难治性 CD 有效,可用于无条件使用 IFX 者。

E. 合并感染者可用环丙沙星和甲硝唑抗感染。

F. 其他免疫抑制剂、益生菌的疗效尚待进一步研究。

G. 对有远端结肠病变者,必要时可用美沙拉秦栓或灌肠剂局部治疗。

③重度活动期 CD 的治疗

A. 重度活动期 CD 患者的病情严重、并发症多、手术率和病死率高,应及早采取积极有效的措施处理。

B. 确定是否存在并发症,局部并发症如脓肿或肠梗阻,全身并发症如机会性感染。强调通过细致的检查尽早发现并进行相应处理。

C. 全身作用激素口服或静脉给药,剂量相当于泼尼松 $0.75\sim1mg/(kg\cdot d)$。

D. IFX 可在激素无效时应用,亦可一开始就应用。若 IFX 应答不足、失应答或无法耐受,可改用阿达木单抗/乌司奴单抗治疗。

E. 激素或传统治疗无效者可考虑手术治疗。

F. 合并感染者给予广谱抗菌药或环丙沙星和/或甲硝唑,视病情给予输液、输血和输注白蛋白。

G. 视营养状况和进食情况给予肠外或肠内营养支持。

④特殊部位 CD 的治疗:存在广泛性小肠病变(累计长度 >100cm)的活动性 CD 常导致营养不良、小肠细菌过度生长、因小肠多处狭窄而多次手术造成短肠综合征等严重且复杂的情况,因此早期即应予积极治疗。

A. 早期应用 IFX 和/或免疫抑制剂(硫唑嘌呤、6-MP、甲氨蝶呤)。

B. 营养治疗应作为重要的辅助手段,轻度患者可考虑全肠内营养作为一线治疗。

C.食管、胃、十二指肠 CD 可独立存在,亦可与其他部位 CD 同时存在。其治疗原则与其他部位 CD 相仿,但加用 PPI 对改善症状有效。轻度胃十二指肠 CD 可仅给予 PPI 治疗。由于该类型的 CD 一般预后较差,中至重度患者宜早期应用免疫抑制剂(硫唑嘌呤、6-MP、甲氨蝶呤),对病情严重者早期考虑给予 IFX。

2)根据对病情的预后估计制订治疗方案:预测"病情难以控制"的高危因素包括合并肛周病变,广泛性病变(病变累及的肠段累计 >100cm),食管、胃、十二指肠病变,发病年龄小,首次发病即需要激素治疗等。对于有 2 个或 2 个以上高危因素的患者宜在开始治疗时就考虑给予早期积极治疗;接受过激素治疗而复发频繁(一般指每年复发 ≥ 2 次)的患者亦宜考虑给予更积极的治疗。所谓早期积极治疗系指不必经过"升阶治疗"阶段,活动期诱导缓解的治疗初始就给予更强的药物。主要包括 2 种选择,即激素联合免疫抑制剂(硫嘌呤类药物或甲氨蝶呤)或直接予 IFX(单独应用或与硫唑嘌呤联用)。

2. 药物诱导缓解后的维持治疗　应用激素或生物制剂诱导缓解的 CD 患者往往需继续长期使用药物,以维持撤离激素的临床缓解。激素依赖的 CD 是维持治疗的绝对指征,其他需要维持治疗的情况包括重度 CD 药物诱导缓解后、复发频繁的 CD、临床上有被视为"病情难以控制"的高危因素等。用于维持缓解的主要药物如下:

(1)氨基水杨酸制剂:适用氨基水杨酸制剂诱导缓解后仍以氨基水杨酸制剂作为缓解期的维持治疗。氨基水杨酸制剂对激素诱导缓解后维持缓解的疗效不确定。

(2)硫嘌呤类药物或甲氨蝶呤:硫唑嘌呤是激素诱导缓解后用于维持缓解的最常用的药物,能有效维持撤离激素的临床缓解或在维持症状缓解下减少激素的用量。硫唑嘌呤不能耐受者可考虑换用 6-MP。硫嘌呤类药物治疗无效或不能耐受者可考虑换用甲氨蝶呤。

(3)IFX:上述免疫抑制剂维持治疗期间复发者应检查

服药依从性和药物剂量或浓度是否足够,以及其他影响因素,并做相应处理。如排除上述因素,可改用 IFX 诱导缓解并用 IFX 维持治疗。

【推荐处方】

处方 1. 柳氮磺吡啶,4g/d,分 4 次口服。

处方 2. 美沙拉秦片,2~4g/d,分 2 或 4 次口服,或顿服。美沙拉秦栓,0.5~1.0g/ 次,1~2 次 /d,直肠用。

处方 3. 泼尼松片,0.75~1mg/(kg·d)口服,症状完全缓解开始逐步减量,每周减 5mg,减至 20mg/d 时每周减 2.5mg 至停用。

处方 4. 布地奈德,3mg/ 次,3 次 /d,口服,一般在 8~12 周临床缓解后改为 3mg/ 次,2 次 /d。延长疗程可提高疗效,但超过 6~9 个月则再无维持作用。

处方 5. 硫唑嘌呤片,1~3mg/(kg·d),常从小剂量开始,每 4 周逐步增量,直至有效或外周血白细胞计数降至临界值或达到当地推荐的目标剂量。当治疗效果明显时,应考虑将用药量减至能保持疗效的最低剂量,作为维持剂量。使用硫唑嘌呤维持撤离激素缓解有效的患者,疗程一般不少于 4 年。如继续使用,其获益和风险应与患者商讨,大多数研究认为使用硫唑嘌呤的获益超过发生淋巴瘤的风险。

处方 6. 6-MP,0.75~1.50mg/(kg·d),使用方法和注意事项与硫唑嘌呤相同。

处方 7. 甲氨蝶呤诱导缓解期 25mg/w,肌内注射或皮下注射;12 周达到临床缓解后可改为 15mg/w,肌内注射或皮下注射;亦可改口服,但疗效可能降低。疗程可持续 1 年,更长疗程的疗效和安全性目前尚无共识。

处方 8. IFX,5mg/kg,静脉滴注,在第 0、2 和 6 周给予作为诱导缓解;随后每隔 8 周给予相同剂量长程维持治疗。

处方 9. 乌司奴单抗,6mg/kg 静脉注射,8 周后予以

90mg 皮下注射,此后建议每 12 周 90mg 皮下注射。

处方 10. 阿达木单抗,首剂皮下注射 160mg,第 2 周时 80mg 进行诱导治疗,然后每隔 1 周 40mg 维持治疗。

【注意事项】

1. 激素用药期间应注意观察不良反应并做相应处理,宜同时补充钙剂和维生素 D。

2. 硫唑嘌呤存在量效关系,剂量不足会影响疗效,增加剂量会增加药物不良反应风险,有条件的单位建议行药物浓度[6-硫鸟嘌呤核苷酸(6-thioguanine nucleotides,6-TGN)]监测指导调整剂量。硫唑嘌呤治疗过程中应根据疗效、外周血白细胞计数和 6-TGN 进行剂量调整。

3. 严密监测硫唑嘌呤的不良反应。不良反应以服药 3 个月内常见,又尤以 1 个月内最常见。但骨髓抑制可迟发,甚至有发生在 1 年及 1 年以上者。用药期间应全程监测、定期随诊。最初 1 个月内每周复查 1 次全血细胞,第 2~3 个月内每 2 周复查 1 次全血细胞,之后每月复查全血细胞,半年后全血细胞检查间隔时间可视情况适当延长,但不能停止;最初 3 个月每月复查肝功能,之后视情况复查。

4. 甲氨蝶呤用药早期胃肠道反应常见,叶酸可减轻胃肠道反应,应常规同时使用。最初 4 周每周、之后每个月定期检查全血细胞和肝功能。妊娠为甲氨蝶呤的使用禁忌证,用药期间和停药后的数个月内应避免妊娠。

5. IFX 维持治疗期间复发者应查找原因,包括药物谷浓度及抗药抗体浓度检测。如为浓度不足,可增加剂量或缩短给药间隔时间;如为抗体产生而未合用免疫抑制剂者,可加用免疫抑制剂,也可换用其他治疗方案。目前,尚无足够的资料提出何时可以停用 IFX。对 IFX 维持治疗达 1 年、维持无激素缓解伴黏膜愈合和 CRP 正常者可考虑停用 IFX,继以免疫抑制剂维持治疗。对停用 IFX 后复发者,再次使用 IFX 可能仍然有效。

三、炎性肠病合并巨细胞病毒感染

【概述】

炎性肠病（IBD）合并巨细胞病毒（CMV）感染的病例逐渐增多，诸多证据显示病毒感染尤其是 CMV 感染与 IBD 的发病和病情加重有关。IBD 患者合并 CMV 初次感染和潜伏病毒激活时会使结肠炎症加重并且表现为激素依赖。然而是激素的免疫抑制效应导致 CMV 再激活还是病毒改变 IBD 的病程导致激素依赖产生，目前尚不明确。

【临床特征】

1. CMV 感染后结肠炎症加重，并表现为激素依赖。

2. CMV IgM 抗体阳性和 / 或 CMV pp65 抗原血症和 / 或血浆和粪便 CMV-DNA 实时定量聚合酶链反应检测阳性。

3. CMV 结肠炎的诊断金标准是结肠黏膜组织 HE 染色阳性伴免疫组织化学染色阳性和 / 或结肠黏膜组织 CMV-DNA qPCR 阳性。

4. 结肠镜检查发现的特殊内镜表现有广泛黏膜脱失、深凿样溃疡、纵行溃疡、鹅卵石样改变、不规则溃疡。

【治疗原则】

1. 外周血 CMV-DNA qPCR 阳性 >1 200copy/ml 者可考虑行抗病毒治疗。

2. 发生糖皮质激素抵抗的重度 UC 患者若合并 CNV 结肠炎，建议及时给予抗病毒治疗。联合应用免疫抑制剂的患者是否停药需权衡利弊，可酌情减停。

3. IBD 合并 CMV 结肠炎患者的抗病毒治疗疗程建议为 3~6 周。

4. 治疗的主要药物是更昔洛韦和膦甲酸钠。

【推荐处方】

处方 1. 更昔洛韦,5mg/(kg·次),2 次 /d,静脉滴注,疗程一般不少于 3 周。

处方 2. 膦甲酸钠,180mg/(kg·d),静脉滴注,分 2~3 次给药,疗程一般不少于 3 周。

【注意事项】

1. 孕妇及哺乳期妇女、对更昔洛韦或阿昔洛韦过敏者禁用。

2. 用药期间可引起精子减少、突变、致畸及致癌,在停止治疗后的 90 天内应采取避孕措施。

3. 用药期间可出现白细胞减少、血小板减少,因此应慎用于有白细胞减少、血小板减少病史的患者。

4. 粪便 CMV-DNA qPCR 检测方法的敏感度较好,但对样本的要求高,需要新鲜的液状粪便标本。

四、炎性肠病合并艰难梭菌感染

【概述】

炎性肠病(IBD)是艰难梭菌(*Clostridium difficile*,*C.diff*)感染的独立危险因素。*C.diff* 是一种革兰氏阳性产芽孢厌氧杆菌,为医院内感染的一种常见条件致病菌,可引起腹泻、抗生素相关性肠炎、严重的脓毒血症等。该菌感染的危险因素包括抗生素暴露、免疫力低下、长期住院、高龄等。

【临床特征】

1. 临床表现为腹泻、腹痛,伴有全身中毒症状,症状突然开始,并伴随血压低,严重时能致死。通常还伴有发热、白细胞增多,之后可导致死亡。

2. 普通肥皂液对 *C.diff* 的清除效果最好,其次为抗菌肥皂液、季铵盐消毒湿巾、流动水、含醇快速手消毒液。

3. 长期应用糖皮质激素、免疫抑制剂等的 IBD 患者发生 *C.diff* 感染的风险显著增加，可加重 IBD 的病情。

4. *C.diff* 检测可以通过 ELISA 法、细菌培养、毒素检测和核苷酸扩增技术等检测脱氢酶抗原、毒素 A/B。

【治疗原则】

IBD 患者合并 *C.diff* 感染的治疗参照非 IBD 患者 *C.diff* 感染的治疗，可选用甲硝唑和万古霉素。甲硝唑是 *C.diff* 感染的首选治疗，包括复发感染。万古霉素可用于治疗复发性 *C.diff* 感染或甲硝唑治疗无效的 *C.diff* 感染。对于严重 *C.diff* 感染者，万古霉素的疗效优于甲硝唑，建议作为首选。

【推荐处方】

处方 1. 甲硝唑，200~250mg/ 次，4 次 /d，口服；或 400~500mg/ 次，3 次 /d，口服。疗程为 10~14 天。

处方 2. 急性 *C.diff* 感染：万古霉素，125mg，每 6 小时 1 次，口服。

处方 3. 预防 *C.diff* 感染复发：万古霉素，125~500mg，每 3 天 1 次，口服，持续 2~3 周。

【注意事项】

1. 发现有确诊或疑似 *C.diff* 感染的患者建议进行隔离，防止感染院内扩散。

2. *C.diff* 感染的传播媒介众多，其中经手传播是重要途径，通过手套或手卫生防护是防止院内感染的重要手段。

3. 应用糖皮质激素和免疫抑制剂的 IBD 患者病情复发和治疗效果不佳时，推荐进行 *C.diff* 检查。

4. 对于 IBD 合并 *C.diff* 感染的患者是否继续使用免疫抑制剂，建议酌情考虑，权衡免疫抑制剂的治疗效果和

C.diff 感染导致不良后果的利弊。

五、炎性肠病合并 EB 病毒感染

【概述】

多项研究表明炎性肠病患者有发生淋巴瘤的风险，尤其是接受巯基嘌呤治疗的患者，部分可能与 EB 病毒（EBV）感染有关。当使用免疫抑制剂的 IBD 患者出现疑似 EBV 感染时，须密切监测血常规、外周血涂片、肝功能和 EBV 血清学指标。

【临床特征】

EBV 血清学原本阴性的患者出现 EBV-DNA 升高，即提示有发生淋巴细胞增殖性疾病的风险。停用免疫抑制剂后，EBV 感染相关的淋巴细胞增殖性疾病通常可自发缓解。IBD 患者出现活动性 EBV 感染时抗病毒治疗（阿昔洛韦、更昔洛韦）的疗效欠佳，而出现 EBV 感染相关的淋巴增殖性疾病时抗病毒治疗无效。

【治疗原则】

首要的治疗是减少或者停用免疫抑制剂，有助于 EBV 感染相关的淋巴细胞增殖性疾病自发缓解。如果停用免疫抑制剂后疾病未缓解或加重，对 CD20 阳性的 B 细胞淋巴瘤患者可考虑使用利妥昔单抗。一旦发生 EBV 感染合并巨噬细胞活化综合征 / 嗜血细胞性淋巴组织细胞增多症（MAS/HLH）或 EBV 感染相关的淋巴细胞增殖性疾病，建议与血液科医师密切协作，共同应对，制订合理的诊疗策略。

【推荐处方】

处方　减少或者停止使用免疫抑制剂。

【注意事项】

EBV 感染要高度警惕发生巨噬细胞活化综合征和噬血细胞性淋巴组织细胞增多症。

六、炎性肠病合并病毒性肝炎

【概述】

炎性肠病（IBD）患者使用糖皮质激素和/或硫唑嘌呤可出现乙型肝炎病毒（hepatitis B virus，HBV）再激活，发生肝衰竭。IFX 导致 IBD 患者 HBV 再激活亦有报道。因此，当 IBD 患者在首次确诊时，建议同时进行 HBV 筛查，而不应在开始免疫抑制剂治疗后进行。鉴于隐匿性感染存在 HBV 再激活的风险，也有研究建议对 HBsAg 阴性、抗 HBc 阳性者筛查 HBV-DNA。

【临床特征】

IBD 患者中 HBV 感染较常见，接受免疫抑制剂治疗可能会导致 HBV 活跃复制，轻者出现氨基转移酶异常，重者出现肝衰竭甚至死亡。HBV 活跃复制会增加 IBD 患者的病死率。

根据病情的严重程度可分为无临床症状的慢性活动性病毒性肝炎（GPT 升高 1.5~2 倍、HBV-DNA 阳转或 HBV-DNA>2 000IU/ml）、急性肝衰竭（2 周内出现肝性脑病、出血倾向等肝功能失代偿的临床表现）及亚急性肝衰竭（2~26 周出血倾向等肝功能失代偿的临床表现）。

【治疗原则】

拟进行免疫抑制剂治疗的 HBsAg 阳性的 IBD 患者，不论 HBV-DNA 水平如何，均需预防性使用核苷（酸）类药物抗病毒治疗。抗病毒治疗应在糖皮质激素、免疫抑制剂治疗前的 1~2 周开始，持续至免疫抑制剂治疗停止后至少

12 个月。

拉米夫定是 IBD 患者最常用的预防性抗病毒药,但其 1 和 5 年耐药率分别为 30% 和 70%,长期抗 TNF 制剂治疗可致耐药率进一步升高,故目前拉米夫定仅推荐用于短期治疗。对于 IBD 患者,应尽量避免因抗病毒治疗而影响免疫抑制剂的应用,故推荐使用耐药率较低且强效抗病毒的替诺福韦和恩替卡韦。

【推荐处方】

处方 1. 拉米夫定,100mg/ 次,1 次 /d,口服。

处方 2. 替诺福韦,300mg/ 次,1 次 /d,口服,与食物同服。

处方 3. 恩替卡韦,0.5mg/ 次,1 次 /d,口服。

【注意事项】

1. HBV-DNA>2 000IU/ml 的慢性乙型肝炎患者发展为肝硬化和肝癌的风险显著增加,故 HBV-DNA>2 000IU/ml 者还需继续抗病毒治疗,治疗终点同普通乙型肝炎人群。

2. HCV 不是免疫抑制剂治疗的绝对禁忌证,但可能增加 HCV 再次活动的风险,故需密切监测。

3. IBD 患者应用糖皮质激素和免疫抑制剂可能会影响丙型肝炎的病程。

4. IBD 患者在进行 HCV 感染的抗病毒治疗前,需要充分权衡抗病毒治疗加重 IBD 病情的风险,以及药物间可能的相互作用。

七、炎性肠病合并结核感染

【概述】

研究显示,应用糖皮质激素、嘌呤类药物、甲氨蝶呤和抗 TNF 制剂治疗均可致结核潜伏感染(latent tuberculosis infection,LTBI)再激活或导致结核感染的机会增加,故采用上述治疗前须常规筛查结核。

【临床特征】

1. 泼尼松的剂量 ≥ 15mg/d 时,治疗时间超过 1 个月,可增加 LTBI 活动的风险。单独使用嘌呤类药物也可增加 LTBI 再活动风险,且嘌呤类药物与糖皮质激素和 / 或抗 TNF 制剂联合比单独应用更易发生 LTBI 再激活。

2. 活动性结核或 LTBI 的筛查需结合既往结核病史、结核接触史、胸部 X 线检查、结核菌素试验(PPD 皮试)和 / 或 γ 干扰素释放试验(interferon-γ release assay,IGRA)。IGRA 对于结核病的诊断效力优于 PPD。

3. 即使在应用糖皮质激素、嘌呤类药物、甲氨蝶呤和抗 TNF 制剂治疗前进行 LTBI 筛查,仍有少数 IBD 患者用药后感染结核,且更易发生肺外结核,此时多表现为发热、CRP 升高,而病原学检测的阳性率低。

4. LTBI 筛查方法包括 PPD 和 IGRA,对 PPD 阳性者可进一步采用 IGRA 协助确认。

【治疗原则】

1. LTBI 的治疗　在抗 TNF 制剂、糖皮质激素(相当于泼尼松 ≥ 15mg/d)治疗前建议给予 1~2 种结核杀菌药治疗 3 周,抗 TNF 制剂或糖皮质激素治疗中继续用该抗结核治疗方案 6 个月。

2. 一旦诊断为活动性结核,应立即开始规范的抗结核治疗,并停用抗 TNF 制剂和免疫抑制剂(如嘌呤类、甲氨蝶呤),糖皮质激素是否继续应用或减量则需权衡利弊,或与专科医师讨论后决定。目前尚无针对免疫抑制宿主抗结核治疗标准方案和疗程的建议,建议转结核专科医院就诊或在结核专科医师指导下用药。亦可参照 WHO 和我国结核病防治指南建议。

3. 如果 IBD 疾病治疗需要,可在规范抗结核治疗 2~3 个月,且患者的结核相关指标改善后恢复使用生物制剂。

【推荐处方】

处方 1. 有 LTBI 的 IBD 患者在应用抗 TNF 制剂或糖皮质激素治疗中建议采用以下方案,即异烟肼 0.3g/d,利福平 0.45g/d,连续用药 6 个月;或异烟肼 0.9g/w,利福喷丁 0.9g/w,连续用药 3~6 个月。而对于既往陈旧性肺结核的 IBD 患者是否需要预防性抗结核治疗,需根据其既往治疗等情况而采取个体化方案,并与专科医师讨论后决定。

处方 2. 初治肺结核患者给予 2HRZE/4HR 方案(H 为异烟肼,R 为利福平,Z 为吡嗪酰胺,E 为乙胺丁醇),疗程共 6 个月。

处方 3. 复治肺结核患者给予 3HRZES/6HRE 方案(S 为链霉素),疗程共 9 个月;结核性胸膜炎则给予 2HRZE/10HRE 方案,疗程共 12 个月。鉴于 IBD 合并活动性结核患者多属于免疫抑制宿主合并结核机会性感染,推荐给予 2HRZE/10HRE 共 12 个月的抗结核治疗方案。

【注意事项】

1. 有 LTBI 的 IBD 患者至少抗结核治疗 3 周后才能使用抗 TNF 制剂等。

2. 近 3 个月内接种结核分枝杆菌活疫苗者,亦不宜进行生物制剂治疗。

3. 在使用抗 TNF 制剂的过程中还需定期通过临床表现、胸部 X 线摄片等监测结核活动情况,建议每 8~16 周随访 1 次。

八、炎性肠病合并真菌感染

【概述】

真菌是人类胃肠道的常驻菌,对维持肠道稳态起重要作用,在炎性肠病发病中的作用尚不明确,可成为 IBD 患者真菌感染的条件致病菌。

【临床特征】

当人体的免疫力下降时,如应用免疫抑制剂、糖皮质激素等和 / 或真菌负荷增大时(如大量使用抗菌药,使肠道正常菌群紊乱,导致真菌过度生长),肠道和其他部位的正常真菌菌群可能成为病原菌,引起真菌感染性疾病,有时甚至是致命性的侵袭性真菌感染。

根据感染部位不同可能出现不同的临床表现。真菌性肺炎表现为咳嗽、呼吸困难、胸痛、发热、低氧血症等,其与其他原因的肺部感染表现并无明显差异。肠道内合并真菌感染可表现为腹痛、腹泻加重、黏液血便等,易被误认为是 IBD 疾病活动或病情加重。

IBD 患者合并真菌感染的临床表现无特异性,诊断依赖临床线索、真菌学以及影像学检查等。

【治疗原则】

1. IBD 患者一旦合并侵袭性真菌感染,原则上需要停止使用对人体免疫功能具有抑制作用的药物,包括糖皮质激素、免疫抑制剂、生物制剂,并及时启动抗真菌治疗。

2. 根据感染的部位、病情严重程度等不同,对真菌感染的治疗策略也有所不同。局灶性浅表真菌感染通常局部应用抗真菌药;播散性真菌感染通常需要静脉应用抗真菌药,视情形可能还需要外科清创术、免疫疗法等。

【推荐处方】

处方 1. 伊曲康唑,0.2~0.4g/d,口服。

处方 2. 两性霉素 B,0.5~1.0mg/(kg·d),口服。

处方 3. 氟康唑,0.4~0.8g/d,口服。

处方 4. 制霉菌素,10 万 ~50 万 U,口服,2~3 次 /d。

处方 5. 伏立康唑,口服,初始负荷剂量为 6mg/kg,每 12 小时 1 次 ×2 次后,维持剂量为 4mg/kg,每 12 小时 1 次,连续 6~12 周或直至症状消失。

【注意事项】

1. 存在真菌感染风险的 IBD 患者一旦出现与原有病情不相符的临床表现时,需警惕合并真菌感染的可能性。

2. 侵袭性真菌感染的诊断延误可能导致致命性后果。

3. 如果真菌感染仅是浅表性的(如皮肤局部感染),局部抗真菌药能够有效控制,此时是否需要停用免疫抑制剂尚有争议,需要认真评估 IBD 患者的病情和继续使用的利弊关系,但继续使用抗 TNF 制剂的风险较高。

(徐灿霞　陈　雄)

第三节　结直肠非特异性孤立性溃疡

【概述】

结直肠非特异性孤立性溃疡是一种独立的疾病,病因不十分明确,可能与服用 NSAID、局部缺血、精神神经因素、粪性溃疡等有关。其溃疡可发生在结直肠的任何部位,尤以盲肠、升结肠和直肠最多见。因其少见,常易漏诊或误诊。根据溃疡发生的部位不同,可将其分为几种临床综合征。溃疡发生在回盲部或近端结肠者多表现为急性腹痛、有出血、穿孔倾向,常有腹膜炎的表现;溃疡发生在乙状结肠者则多无症状或仅有慢性炎症的表现;溃疡发生在直肠者又称为直肠孤立性溃疡综合征,主要表现为肛门坠胀疼痛、反复便血。

【临床特征】

1. 盲肠与升结肠溃疡　盲肠或升结肠溃疡主要表现为右下腹痛,可伴有恶心。腹痛呈急性或慢性发作,定位模糊,有时也可表现为剧烈的右下腹疼痛。此时可伴有发热、白细胞增多,并扪及有触痛的炎性包块,常被疑诊为阑尾炎而行剖腹探查。溃疡有时可伴有穿孔或脓肿形成,出血并不常见,消化道出血伴有阑尾炎样症状时应高度怀疑本病。

2. 乙状结肠溃疡 该处是仅次于盲肠的非特异性溃疡的好发部位,诊断困难,常于手术中确诊。最常见的症状是便秘、左下腹痛、反复鲜血便,穿孔的发生率高是其临床特点。发病较为隐匿,腹痛常在溃疡穿透很深、刺激腹膜后才出现,可触及炎性包块。

3. 直肠溃疡 典型表现是在直肠或左髂凹部隐痛,排便时加剧。疼痛多为轻微疼痛,当溃疡靠近会阴部、尾骨区或左髂窝时疼痛则较重,但仍为持续性钝痛。反复少量出血是直肠溃疡最常见的症状。大出血十分少见。肛门指检可触及一硬结区。

4. 结肠其他部位溃疡 结肠曲、横结肠和降结肠的非特异性溃疡少见。主要表现为定位较模糊的腹痛伴有大便习惯改变,特别是腹泻,并发穿孔和腹膜炎也较常见,但出血罕见。

【治疗原则】

去除病因,纠正便秘,采用药物、生物反馈,改变生活方式及行为习惯等疗法,疗程根据患者内镜下溃疡愈合的情况决定,起始治疗可给予 1~3 个月的观察期。

如果内科保守治疗效果不佳,溃疡长期不愈合,影响患者的生活质量,或发生出血、穿孔等严重的并发症时可行外科手术治疗。

【推荐处方】

处方 1. 结肠非特异性溃疡
柳氮磺吡啶肠溶片,4g,口服,1 次/d 或 2g,口服,2 次/d。
或 美沙拉秦肠溶片,4g,口服,1 次/d 或 2g,口服,2 次/d。
或 美沙拉秦肠溶颗粒,4g,口服,1 次/d 或 2g,口服,2 次/d。
或 巴柳氮片,1.5g,口服,4 次/d。
或 复方谷氨酰胺肠溶胶囊,0.4g,口服,3 次/d。

或 硫唑嘌呤片,1.0~1.5mg/(kg·d),1 次 /d。

处方 2. 直肠非特异性溃疡

结肠宁灌肠剂,10g,保留灌肠,1 次 /d。

或 美沙拉秦灌肠液,4g,睡前保留灌肠,1 次 /d。

或 美沙拉秦栓剂,1g,睡前直肠给药,1 次 /d。

处方 3. 泻药

乳果糖口服液,10~20ml,口服,3 次 /d。

或 多库酯钠片,100mg,口服,2 次 /d。

或 普芦卡必利片,2mg,口服,1 次 /d。

或 复方聚乙二醇电解质散,1 包,口服,3 次 /d。

处方 4. 肠道微生态制剂

枯草杆菌肠球菌二联活菌胶囊,500mg,口服,3 次 /d。

或 双歧三联活菌胶囊,420mg,口服,3 次 /d。

或 酪酸梭菌活菌胶囊,0.4g,口服,3 次 /d。

或 布拉氏酵母菌散,0.25g,口服,3 次 /d。

或 复方嗜酸乳杆菌片,1g,口服,3 次 /d。

【注意事项】

1. 结肠孤立性溃疡的临床症状多不典型,结肠镜检查和组织学活检是诊断该类疾病的主要手段,也是与肠道肿瘤及其他炎性肠病相鉴别的重要手段。

2. 避免使用 NSAID、纠正便秘、养成良好的生活行为习惯是预防此类疾病的关键。

3. 使用 5-ASA 制剂或免疫抑制剂可能导致骨髓抑制、肝肾功能损害,故需注意定期检测血常规、肝肾功能。

(刘 芬)

第四节 肠 梗 阻

【概述】

肠梗阻(intestinal obstruction)是指由于各种原因导

致肠内容物无法正常通过肠腔,并能引起呕吐、腹胀、腹痛、肛门停止排便和排气等症状的常见的外科急腹症之一,其中绞窄性肠梗阻常伴有严重的并发症,死亡率为10%~20%。

1. 按病因分类

(1)机械性肠梗阻:是由于肠内、肠壁和肠外的各种不同的机械性因素引起的肠内容物通过障碍。

(2)动力性肠梗阻:是由于肠壁肌肉运动功能失调所致,并无肠腔狭窄,又可分为麻痹性和痉挛性2种。前者是因交感神经反射性兴奋或毒素刺激肠管而失去蠕动能力,以致肠内容物不能运行;后者系肠管副交感神经过度兴奋,肠壁肌肉过度收缩所致。有时麻痹性和痉挛性可在同一患者的不同肠段中并存,称为混合型动力性肠梗阻。

(3)血运性肠梗阻:是由于肠系膜血管内血栓形成,血管栓塞,引起肠管血液循环障碍,导致肠蠕动功能丧失,使肠内容物停止运行。

2. 按肠管的血供情况分类

(1)单纯性肠梗阻:有肠梗阻存在而无肠管血液循环障碍。

(2)绞窄性肠梗阻:有肠梗阻存在同时发生肠壁血液循环障碍,甚至肠管缺血坏死。

3. 按梗阻程度分类　可分为完全性和不完全性或部分性肠梗阻。

4. 按梗阻部位分类　可分为高位小肠梗阻、低位小肠梗阻和结肠梗阻。

5. 按发病轻重缓急分类　可分为急性肠梗阻和慢性肠梗阻。

【临床特征】

1. 症状　不同类型的肠梗阻的表现轻重不一,有各自的特点。腹痛、腹胀、呕吐、肛门停止排便和排气为共同症状。

(1)腹痛:机械性肠梗阻为阵发性绞痛,每次绞痛持续1~2分钟,绞痛期间伴有肠鸣音亢进、肠鸣音高调、有气过水声,发作间歇期疼痛缓解。阵发性绞痛转为持续性腹痛则应考虑已发展为绞窄性肠梗阻,麻痹性肠梗阻可以无腹痛。

(2)呕吐:梗阻初期呕吐是反射性的,呕吐物为胃内容物。随着梗阻加重,呕吐愈频繁,为肠管逆蠕动反流所致。高位小肠梗阻呕吐出现早、频繁,其内容物主要为胃液、胃内容物及胆汁。低位肠梗阻呕吐出现晚,呕吐物为带臭味的粪样物。绞窄性肠梗阻的呕吐物可为棕褐色或血性。

(3)腹胀:腹胀多发生在晚期,腹胀的程度与梗阻部位有关。低位肠梗阻的腹胀较高位肠梗阻明显,常伴有肠型。闭袢性肠梗阻往往是局限性的,而且腹部可扪及膨大的肠袢。麻痹性肠梗阻的腹胀显著,遍及全腹,但不伴有肠型。

(4)停止排便和排气:梗阻初期或者梗阻不完全时可有少量排便和排气;高位肠梗阻,梗阻以下肠内残存的粪便与气体仍可排出;一旦完全性肠梗阻,多不再排气、排便。某些绞窄性肠梗阻可有血性液体与黏液排出。

2. 体征

(1)腹部特征:视诊可有腹胀,可是全腹膨隆,亦可是腹部局限性隆起,腹部可见肠型及蠕动波。若出现局部压痛、反跳痛及腹肌紧张则提示合并腹膜炎,需警惕绞窄性肠梗阻。绞窄性肠梗阻的腹腔有渗液,移动性浊音可呈阳性,听诊有肠鸣音亢进,可闻及气过水声或金属声。

(2)直肠指检:应作为常规检查,注意直肠是否有肿瘤、指套是否有鲜血,有鲜血应考虑肠黏膜病变、肠套叠、血栓等病变。

(3)全身症状:梗阻晚期可有脱水表现,如皮肤弹性差、虚弱无力、眼窝内陷、严重脱水、低血容量性休克或感染性休克,可以出现脉搏细速、血压下降、面色苍白、四肢湿冷等征象。

【治疗原则】

1. 粘连性肠梗阻　对于单纯性、不完全性肠梗阻,特别是广泛粘连者,一般选用非手术治疗。经非手术治疗病情不见好转或病情加重;或怀疑为绞窄性肠梗阻,特别是闭袢性肠梗阻;或粘连性肠梗阻反复频繁发作,严重影响患者的生活质量时均应考虑手术治疗。

(1)非手术疗法:包括禁食及胃肠减压,纠正水、电解质紊乱及酸碱平衡失调,防治感染及毒血症。

(2)手术疗法:①粘连带或小片粘连行简单切断分离。②小范围局限紧密粘连成团的肠袢无法分离或肠管已坏死者可行肠切除吻合术;如肠管水肿明显,一期吻合困难,或患者术中情况欠佳,可先行造瘘术。③如患者的情况极差或术中血压难以维持,可先行肠外置术。④肠袢紧密粘连又不能切除和分离者可行梗阻部位远、近端肠管侧侧吻合术。⑤广泛粘连而反复引起肠梗阻者可行肠排列术。

2. 绞窄性肠梗阻

(1)绞窄性肠梗阻一经诊断应立即手术治疗,术中根据绞窄原因决定手术方法。

(2)如患者的情况极严重,肠管已坏死,而术中血压不能维持,可行肠外置术方法,待病情好转再行二期吻合术。

【推荐处方】

处方 1. 润肠药:

液体石蜡,30~40ml,口服,3 或 4 次 /d。

或　蓖麻油,10~20ml,口服,3 或 4 次 /d。

处方 2. 常用的广谱抗革兰氏阴性杆菌抗生素:见表 4-7。

表 4-7　常用的广谱抗革兰氏阴性杆菌抗生素

药名	用法用量
头孢噻肟	0.9% 氯化钠注射液 100ml+ 头孢噻肟 2g,连续静脉滴注,每 8 或 12 小时 1 次
头孢唑肟	0.9% 氯化钠注射液 100ml+ 头孢唑肟 2g,连续静脉滴注,每 8 或 12 小时 1 次
头孢甲肟	0.9% 氯化钠注射液 100ml+ 头孢甲肟 2g,连续静脉滴注,每 8 或 12 小时 1 次
头孢曲松	0.9% 氯化钠注射液 100ml+ 头孢曲松 2g,连续静脉滴注,每 8 或 12 小时 1 次
头孢他啶	0.9% 氯化钠注射液 100ml+ 头孢他啶 2g,连续静脉滴注,每 8 或 12 小时 1 次
头孢哌酮舒巴坦	0.9% 氯化钠注射液 100ml+ 头孢哌酮舒巴坦 3g,连续静脉滴注,每 8 或 12 小时 1 次
美罗培南	0.9% 氯化钠注射液 100ml+ 美罗培南 1g,连续静脉滴注,每 8 小时 1 次

处方 3. 常用的抗厌氧菌药:见表 4-8。

表 4-8　常用的抗厌氧菌药

药名	用法用量
奥硝唑氯化钠注射液	0.5g,连续静脉滴注,2 次 /d
左氧氟沙星注射液	0.6g,连续静脉滴注,1 次 /d
莫西沙星注射液	0.4g,连续静脉滴注,1 次 /d

处方 4. 生长抑素及其类似物:见表 4-9。

表 4-9 生长抑素及其类似物

药名	用法用量
生长抑素	5% 葡萄糖注射液 100ml+ 生长抑素 3mg，连续静脉滴注，每 12 小时 1 次；或者 0.9% 氯化钠注射液 100ml+ 生长抑素 3mg，连续静脉滴注，每 12 小时 1 次
奥曲肽	5% 葡萄糖注射液 100ml+ 奥曲肽 200μg，连续静脉滴注，每 8 小时 1 次；或者 0.9% 氯化钠注射液 100ml+ 奥曲肽 200μg，连续静脉滴注，每 8 小时 1 次

处方 5. 常用的水、电解质溶液：见表 4-10。

表 4-10 常用的水、电解质溶液

药名	用法用量
转化糖电解质溶液	转化糖电解质溶液 500ml，连续静脉滴注，1 次 /d
混合糖电解质溶液	混合糖电解质溶液 500ml，连续静脉滴注，1 次 /d
钠钾镁钙注射液	钠钾镁钙注射液 500ml，连续静脉滴注，1 次 /d
葡萄糖氯化钠溶液	葡萄糖氯化钠溶液 500ml，连续静脉滴注，1 次 /d

处方 6. 常用的能量合剂：见表 4-11。

表 4-11 常用的能量合剂

药名	用法用量
5% 氨基酸注射液	5% 氨基酸注射液 250ml，连续静脉滴注，1 次 /d
中长链脂肪乳注射液	中长链脂肪乳注射液 250ml，连续静脉滴注，1 次 /d

续表

药名	用法用量
复方氨基酸(15)双肽(2)注射液	复方氨基酸(15)双肽(2)注射液500ml,连续静脉滴注,1次/d
复方氨基酸(18AA-Ⅱ)注射液	复方氨基酸(18AA-Ⅱ)注射液250ml,连续静脉滴注,1次/d

处方7. 改善腹胀:

二甲硅油乳剂,20ml,口服,3~4次/d。

处方8. 灌肠:

0.9%氯化钠溶液,500ml,清洁灌肠,1次/d。

【注意事项】

1. 注意在用药过程中严密观察患者的生命体征及腹部体征变化、肛门排气和排便情况,注意保持水、电解质、酸碱平衡。

2. 以下几种情况提示为绞窄性肠梗阻,需及时进行外科手术治疗。

(1)完全不能排气和排便,腹部绞痛剧烈,持续性腹痛或伴有阵发性加剧。

(2)腹部扪及触痛性肿块,有腹膜刺激征存在,肛门指检有血性液体或粘连。

(3)全身情况恶化,脉率加快,体温升高,白细胞升高,可出现休克、明显脱水与电解质紊乱及代谢性酸中毒。

(刘 芬)

第五节　肠道血管疾病

【概述】

肠道血管疾病是由于肠道血管缺血而引起的肠道疾病。正常时肠道的血液供应主要依靠肠系膜上动脉、肠系膜下动脉和肠系膜静脉,当以上血管发生病变时,将会阻塞血管影响血运而发生肠管缺血或淤血。

根据血管阻塞的部位、范围、程度,特别是缓急,可有不同的临床表现。肠道动脉病变均表现为血运性肠梗阻的症状,因肠管缺血或淤血,所以较一般梗阻严重。肠系膜静脉栓塞的症状稍轻,轻者可致吸收不良及慢性腹痛等症状,严重者可发生广泛性肠坏死而致死亡。肠道大血管病变包括动脉粥样硬化、动脉栓塞、动脉或静脉血栓形成等,多见于60岁以上的老年人。肠道小血管和末梢血管病变也可影响血运,多见于结缔组织病,如结节性动脉周围炎、红斑狼疮等;也可继发于肠管的非特异性炎症,如局限性肠炎和溃疡性结肠炎等。

【临床特征】

1. 急性肠系膜上动脉栓塞　主要表现为急性缺血性肠痉挛,患者发生剧烈的突发性上腹痛,并常有消化道痉挛所致的呕吐、排便、血便等症状。早期查体仅见腹部轻度压痛。典型体征有腹部压痛明显、腹肌紧张且腹胀明显,随病情进展而出现肠鸣音减弱或消失。部分患者腹水征阳性,腹腔穿刺可抽出血性腹水。

2. 慢性肠系膜上动脉栓塞　主要表现为进食后出现弥漫性腹部绞痛,可伴有恶心、呕吐,严重性与进食量有关,症状进行性加重。慢性腹泻,泡沫样大便,吸收不良,体重下降。

3. 肠系膜上静脉血栓形成　起病不如动脉栓塞急骤。临床表现为进行性腹部不适和腹部隐痛、畏食、腹胀、大便稀、次数增多,甚至消化道出血的症状等。压痛较轻且不固定。如出现广泛压痛、反跳痛等腹膜刺激征,伴有发热等全身中毒症状表明已有肠坏死。

4. 缺血性结肠炎　临床症状主要为突然发作的腹痛,为绞窄样,开始定位不明确,逐渐定位到左侧或左下腹,伴恶心、呕吐,呕吐物为胃内容物。有腹泻,伴有黏液血便,有时为鲜血便,进食后可诱发或加重上述症状。可伴有轻至中度发热、心动过速或心律失常。查体腹部有压痛,以左侧腹部或病变肠管部位的固定压痛为主。一般腹膜刺激征不明显,若出现局限性压痛、反跳痛及腹肌紧张,提示肠梗阻的可能性。

【治疗原则】

1. 急性肠系膜上动脉栓塞 一经确诊,立即采取相应的治疗。出现肠坏死的患者,立即急诊外科手术治疗,切除坏死肠管;无肠坏死的患者可给予肠系膜上动脉置管溶栓治疗或介入取栓治疗,结合腔内球囊扩张及支架置入术,同时予以抗凝、抗血小板药维持治疗1年左右。

2. 慢性肠系膜上动脉栓塞

(1)非手术疗法:少量多餐,口服维生素C、维生素E及使用血管扩张药,静脉滴注低分子右旋糖酐等。

(2)手术疗法:①血栓内膜剥落术;②越过狭窄段自体静脉搭桥手术;③将肠系膜上动脉狭窄段切除,然后将该动脉再植入主动脉;④腹腔动脉狭窄,自体静脉在腹主动脉与脾动脉之间搭桥手术,或脾动脉与腹主动脉端侧吻合;⑤肠系膜上动脉出口处狭窄,自体静脉在结肠中动脉开口以下与肾动脉水平以下腹主动脉之间搭桥手术。

3. 肠系膜上静脉血栓形成

(1)手术治疗:有明确腹膜炎体征的患者须紧急手术。在术中如果肠系膜静脉血栓形成的诊断得以确立,即应开始抗凝治疗。由于缺血区肠管和正常肠管之间缺乏明确的界限,故对该病实施肠切除的态度应当更加谨慎,以尽可能保存有生机的肠管为原则。

(2)药物治疗:如果没有出现肠坏死,肠系膜静脉血栓形成可以不采取手术,而给予药物治疗。对于没有腹膜炎或穿孔的患者,不需要静脉抗生素治疗。在患病早期立即给予肝素抗凝治疗,可以明显提高患者的存活率,降低复发率。

(3)其他治疗:包括胃肠减压、液体复苏和禁食。在明确肠管无进一步缺血后,可口服抗凝血药。尽管可能出现食管静脉曲张和出血,但长期抗凝治疗的好处仍然超过出血的风险。对没有新的血栓形成的患者,抗凝治疗的时间应维持 6 个月~1 年。

4.缺血性结肠炎　积极消除诱因及治疗伴发病;扩充血容量,疏通微循环,改善肠黏膜缺血状况;使用抗生素;改善全身状况,抗休克,补液及纠正心力衰竭;伴发病与合并症治疗;必要时手术治疗。

【推荐处方】

处方 1. 静脉溶栓药:见表 4-12。

表 4-12　常用溶栓药的用法及不良反应

药名	用法	主要不良反应
链激酶	50 万 U,静脉滴注,每 12 小时 1 次	发热、寒战、恶心、呕吐、过敏性皮疹、出血等
尿激酶	4 000U/kg,10 分钟内注入;4 000U/(kg·h),静脉滴注	出血、恶心、呕吐、食欲缺乏、氨基转移酶增高等
阿替普酶	8mg,静脉注射;42mg,静脉滴注,90 分钟内注入	出血、过敏反应(皮疹、荨麻疹、支气管痉挛、血管源性水肿、低血压、休克)
瑞替普酶	10MU,静脉注射,2 分钟以上 ×2 次	出血、过敏反应等

处方 2. 抗凝血药:见表 4-13。

表 4-13　常用抗凝血药的用法及不良反应

药名	用法	主要不良反应
低分子量肝素	5 000U，皮下注射，每12 小时 1 次，10 天	出血、过敏反应、血小板减少、脱发、腹泻
伊诺肝素	4 000U/ 次，皮下注射，6~14 天	出血、过敏反应、骨质疏松、氨基转移酶升高
华法林	3~4mg/ 次，口服，1 次 /d，第 1 天；5mg/ 次，1 次 /d，第 3 天后。参考凝血时间调整剂量使 INR 值达 2~3	出血、恶心、呕吐、腹泻、瘙痒性皮疹、过敏反应及皮肤坏死
达比加群	150mg/ 次，2 次 /d	出血、消化道不适、胆道系统异常、造血功能异常
利伐沙班	20mg/ 次，1 次 /d	出血；胃肠道疾病；感染及侵袭性疾病；肌肉及骨骼肌疾病；血液及淋巴系统疾病：粒细胞缺乏症、血小板减少；肝胆疾病：黄疸、胆汁淤积、肝炎（含肝细胞损伤）；免疫系统疾病：超敏反应、过敏反应、过敏性休克、血管性水肿；神经系统疾病：脑出血、硬膜下血肿、硬膜外血肿、轻偏瘫；皮肤及皮下组织疾病：史 - 约综合征
阿哌沙班	2.5mg/ 次，2 次 /d	出血、过敏反应

处方 3. 抗血小板药：见表 4-14。

表 4-14　常用抗血小板药的用法及不良反应

药名	用法	主要不良反应
阿司匹林肠溶片	100mg，口服，1 次 /d	胃肠道反应、出血

续表

药名	用法	主要不良反应
氯吡格雷片	75mg，口服，1 次 /d	血液系统异常:血小板、白细胞减少等;免疫系统:血清病、过敏反应等;精神、神经系统异常;出血;胃肠、肝胆异常
替格瑞洛片	90mg，口服，2 次 /d	高尿酸血症、出血、呼吸困难

处方 4. 血管扩张药:见表 4-15。

表 4-15　常用血管扩张药的用法及不良反应

药名	用法	主要不良反应
前列地尔注射液	10~40μg，静脉滴注，1 次 /d	休克、加重心力衰竭、头晕、血压下降、食欲缺乏、呕吐、腹胀、便秘等,偶有氨基转移酶升高、荨麻疹、瘙痒;偶见白细胞减少、嗜酸性粒细胞增多
丹参注射液	10~16ml，静脉滴注，1 次 /d	偶见过敏反应
丹红注射液	20~40ml，静脉滴注，1 次 /d	偶有过敏反应,罕见过敏性休克

【注意事项】

1. 应用溶栓药需要防止严重出血。活动性内脏出血者、既往有出血性脑卒中者、1 年内有缺血性脑卒中或脑血管事件、颅内肿瘤、可疑主动脉夹层者等禁用。严重肝功能或肾功能不全者禁用。孕妇及哺乳期妇女、分娩 10 天内的产妇,进行过组织活检、静脉穿刺、大手术的患者,严重胃肠道出血患者,继发于肝肾疾病而出血倾向或凝血功能障碍者慎用。

2. 溶栓药与华法林、抗血小板药、肝素和其他影响凝血的药物合用可增加出血风险。使用某种溶栓药溶栓治疗,血管再通后若再次发生梗死,可用其他溶栓药。

(刘　芬)

第五章

其他胃肠道疾病

第一节 胃肠道功能障碍性疾病

【概述】

胃肠道功能障碍性疾病又称为功能性胃肠病(functional gastrointestinal disorder,FGID)是由生物、心理、社会因素共同作用而引起的以肠道与脑相互作用异常、没有生理结构异常为基础的一组表现为慢性或复发性的胃肠道症状的综合征。FGID 是包括肠道微生态、黏膜免疫功能改变,肠道信号变化内脏高敏,中枢神经系统对肠道信号和运动功能调节异常等多种因素相互作用的结果。

根据 FGID 国际专家工作组 2016 年推出的《功能性胃肠病罗马Ⅳ分类和诊断标准》,FGID 的分类见表 5-1。

表 5-1 罗马Ⅳ标准功能性胃肠病的分类(成人)

A. 食管疾病		B1a	餐后不适综合征
A1	功能性胸痛	B1b	上腹痛综合征
A2	功能性胃灼热	B2	嗳气疾病
A3	高敏性反流	B2a	胃前过度嗳气
A4	癔球症	B2b	胃过度嗳气
A5	功能性吞咽困难	B3	恶心和呕吐疾病
B. 胃十二指肠疾病		B3a	慢性恶心、呕吐综合征
B1	功能性消化不良	B3b	周期性呕吐综合征

续表

B3c　大麻素剧吐综合征	D2　麻醉药肠道综合征/阿
B4　反刍综合征	片引起的胃肠感觉过敏
C. 肠道疾病	E. 胆囊和奥迪括约肌(SO)病
C1　肠易激综合征(irritable	E1　胆道性疼痛
bowel syndrome, IBS)	E1a　功能性胆囊病
便秘为主的 IBS(IBS-C)	E1b　功能性胆道 SO 疾病
腹泻为主的 IBS(IBS-D)	E2　功能性胰腺 SO 疾病
混合型 IBS(IBS-M)	F. 肛门直肠疾病
无法分型的 IBS(IBS-U)	F1　大便失禁
C2　功能性便秘	F2　功能性肛门直肠疼痛
C3　功能性腹泻	F2a　提肛肌综合征
C4　功能性腹胀	F2b　非特异性功能性肛门
C5　非特异性功能性肠病	直肠痛
C6　阿片引起的便秘	F3　功能性排便疾病
D. 中枢性胃肠疼痛性疾病	F3a　不充分的排便推力
D1　中枢性腹痛综合征	F3b　不协调排便

注:上述标准要求在诊断前症状至少存在 6 个月,且最近 3 个月有活动症状。

【临床特征】

1. 症状　功能性食管病可表现为持续或间断发作的咽喉部非疼痛性团块感或异物感,胸骨后不适或疼痛,对食物黏附、留存或通过食管感觉异常。功能性胃十二指肠病可表现为餐后饱胀不适、早饱、上腹痛、上腹灼烧感、恶心、呕吐、嗳气、反刍等症状。功能性肠病的临床表现为腹痛、腹泻、便秘或腹胀。FGID 患者常具有胃肠道外症状,如呼吸困难、心慌、慢性头痛、肌痛等,不少患者同时伴有失眠、焦虑、抑郁、紧张、多疑或敌意、注意力不集中等精神症状。

2. 体征 往往无明显体征。如为功能性便秘,常可在降结肠或乙状结肠部位触及粪块及痉挛的肠段。

3. 预后 功能性胃肠病呈良性过程,症状可反复或间歇性发作,影响生活质量,但一般不引起严重的全身情况。

【治疗原则】

综合治疗,以消除患者顾虑、缓解症状、提高患者的生活质量为主要目的。

一、功能性消化不良

【概述】

功能性消化不良(functional dyspepsia,FD)是指具有上腹痛、上腹胀、早饱、嗳气、食欲缺乏、恶心、呕吐等不适症状,经检查排除引起上述症状的器质性、全身性或代谢性疾病的一组临床综合征。FD 是临床上最常见的一种功能性胃肠病。

【临床特征】

常见症状有餐后饱胀、早饱感、上腹痛、上腹烧灼感;伴随症状有失眠、焦虑、抑郁、头痛、注意力不集中等精神症状。

起病多缓慢,病程常经年累月,呈持续性或反复发作,不少患者有饮食、精神等诱发因素。

诊断前症状出现至少 6 个月,近 3 个月满足以下标准(必须包括以下 1 条或多条):①餐后饱胀不适;②早饱感;③上腹痛;④上腹烧灼感。通过常规检查(包括内镜)找不到可以解释上述症状的器质性或代谢性疾病的证据。

【治疗原则】

治疗目的在于缓解症状,提高患者的生活质量。明确为 FD 者应分出亚型,予以针对性治疗。遵循综合治疗和个体化治疗原则。

1. 非药物治疗　包括帮助患者认识、理解病情,改善生活习惯,避免烟、酒、咖啡及非甾体抗炎药,避免可能诱发症状的食物,建议少食多餐。对患者进行心理疏导,行为疗法、认知疗法和心理干预等也可试用。

2. 药物治疗

(1)根除 Hp(具体见幽门螺杆菌感染部分):对 Hp 阳性患者,根除治疗是治疗感染性 FD 的最具成本 - 效益的治疗方法。

(2)抗酸分泌(具体见消化性溃疡部分):适用于非进餐相关消化不良中以上腹痛、烧灼感为主要症状者。

(3)促胃肠动力药:包括多潘立酮、莫沙必利、伊托必利、普芦卡必利。可改善与进餐相关的上腹部症状,以上腹饱胀、早饱、嗳气为主要症状的患者常作为优先选用。

(4)助消化药:消化酶制剂,如复方胰酶片、复方阿嗪米特。可改善与进食相关的上腹胀、食欲差等症状。

(5)精神心理治疗:抗抑郁药作为二线治疗药物,常用的有三环类如阿米替林及 5-HT 再摄取抑制剂如氟西汀、帕罗西汀等。

【推荐处方】

处方 1. PPI:艾司奥美拉唑,20mg,口服,1 次 /d;或奥美拉唑,20mg,口服,1 次 /d;或泮托拉唑,40mg,口服,1 次 /d;或兰索拉唑,30mg,口服,1 次 /d;或艾普拉唑,10mg,口服,1 次 /d。

处方 2. 促胃肠动力药:多潘立酮,10mg,口服,3 次 /d,餐前 15 分钟;或伊托必利,50mg,口服,3 次 /d,餐前 15 分钟;或莫沙必利,5mg,口服,3 次 /d,餐前 15 分钟;或普芦卡必利,2mg,口服,3 次/d,餐前 15 分钟。

处方 3. 助消化药:复方胰酶片,0.5g,口服,3 次/d。

处方 4. 抗抑郁药:阿米替林,起始剂量为 25mg,口服,3 次/d,逐渐增至 50mg,口服,3 次/d 维持;或氟西汀,20mg,口服,1 次/d。

【注意事项】

1. 促胃肠动力药均在餐前 15~30 分钟服用,疗程为 2~8 周。少部分患者有腹鸣、稀便或腹泻、腹痛的不良反应,减量或使用一段时间后这些不良反应可减轻。

2. 抗抑郁药作为二线治疗药物,应在充分心理评估和患者充分理解的基础上应用。

二、肠易激综合征

【概述】

肠易激综合征(irritable bowel syndrome,IBS)是一种以与排便相关的反复发作的腹痛伴排便习惯改变为特征而无器质性病变的常见功能性肠病。IBS 是最常见的消化道疾病之一,对年轻人的影响大于 50 岁以上者,女性较男性多见,有家族聚集倾向。

【临床特征】

1. IBS 起病常缓慢、隐匿,间歇性发作,病程可长达数年至数十年,但全身健康状况往往不受影响。

2. 常见症状　胃肠道症状有腹痛、腹泻、便秘及腹胀,常有胃灼热、早饱、恶心、呕吐等上消化道症状,可伴有慢性盆腔痛、性功能障碍和风湿样症状等胃肠外症状。部分患者尚有心理、精神异常,且精神、饮食等因素可诱使症状复发或加重。

(1)腹痛:与排便相关,为一项主要症状且为 IBS 的必备症状,多伴有排便异常并于排便后缓解或改善,部分患者易在进食后出现。腹痛发生于腹部的任何部位,呈局限性或弥漫性,不会进行性加重。

(2)腹泻:一般 3~5 次 /d,少数达十数次,多呈稀糊状,可带有黏液,无脓血,粪量正常,排便不干扰睡眠,禁食 72 小时后反应消失。

(3)便秘:为排便困难,粪便干结而量少,表面可黏附黏液。便秘与腹泻可交替。

3. 罗马Ⅳ诊断标准　诊断前症状至少持续 6 个月且最近 3 个月内每周至少 1 天反复发作腹痛,且伴有以下 2 条或 2 条以上:①与排便相关;②发作时伴排便次数的改变;③发作时伴排便性状的改变。

4. 罗马Ⅳ标准根据 Bristol 大便性状分型(BSFS)作为 IBS 亚型的分型标准(基于患者 14 天的日记)。

(1)IBS 便秘型(IBS-C):块状 / 硬便(BSFS 为 1~2 型) >25%,且稀 / 水样便(BSFS 为 6~7 型)<25%。

(2)IBS 腹泻型(IBS-D):稀 / 水样便 >25%,且块状 / 硬便 <25%。

(3)IBS 混合型(IBS-M):稀便和硬便均 >25%。

(4)IBS 未定型(IBS-U):排便性状改变未达到上述 3 型的要求。根据症状分为 IBS 伴腹泻和 IBS 伴便秘。

5. 预后　IBS 呈良性过程,症状可反复或间歇性发作,影响生活质量,但一般不会严重影响全身情况。

【治疗原则】

治疗目的在于消除患者的顾虑,改善症状,提高生活质量。治疗原则是在建立良好的医患关系的基础上,根据症状严重程度进行分级治疗和根据症状类型进行对症治疗。采取综合治疗,包括饮食与生活习惯调整、精神心理行为干预及药物治疗。注意治疗措施的个体化和综合运用。

药物治疗:

1. 解痉药　包括阿托品、山莨菪碱、匹维溴铵、奥替溴铵、曲美布汀、薄荷油等。

2. 止泻药　洛哌丁胺或地芬诺酯适用于腹泻症状较重者，蒙脱石、药用炭等适用于轻症患者。

3. 泻药　渗透性轻泻药如聚乙二醇、乳果糖或山梨醇，容积性泻药如甲基纤维素等可用于便秘型患者。

4. 抗抑郁药　如阿米替林、氟西汀、帕罗西汀等。

5. 肠道微生态制剂　如双歧杆菌、乳酸杆菌、酪酸菌等制剂。

【推荐处方】

处方 1. 解痉药：匹维溴铵，50mg，口服，3 次 /d；泻药：聚乙二醇 4 000 散，1 袋，口服，2 次 /d。

处方 2. 解痉药：曲美布汀，0.2g，口服，3 次 /d；止泻药：蒙脱石散，1 袋，口服，3 次 /d；肠道微生态制剂：双歧三联活菌胶囊，2 粒，口服，口服，2 次 /d。

处方 3. 解痉药：匹维溴铵，50mg，口服，3 次 /d；泻药：乳果糖，30ml，口服，1 次 /d；抗抑郁药：帕罗西汀，20mg，口服，1 次 /d；肠道微生态制剂：枯草杆菌二联活菌肠溶胶囊，2 粒，口服，3 次 /d。

【注意事项】

1. 盐酸帕罗西汀片建议每日早餐时顿服，药片完整吞服，勿咀嚼。

2. 乳果糖口服，成人起始剂量为 30ml/d，维持剂量为 10~25ml/d。治疗几天后，可根据患者情况酌减剂量。本品宜在早餐时 1 次服用。根据乳果糖的作用机制，1~2 天可取得临床效果。

3. 洛哌丁胺适用于成人和 5 岁以上的儿童。急性腹泻：起始剂量为成人 4mg，5 岁以上儿童 2mg，以后每次不成形便后服用 2mg。慢性腹泻：起始剂量为成人 4mg，5 岁以上儿童 2mg，以后可调节日剂量以维持 1~2 次 /d 的正常大便。一般维持剂量为 2~12mg/d。日最大剂量为成人不超过16mg,儿童不超过6mg/20kg。

（唐岸柳）

第二节　消化道出血

【概述】

消化道出血(gastrointestinal bleeding)是指从食管到肛门之间的消化道出血。屈氏韧带以上为上消化道,自屈氏韧带至回盲瓣为中消化道,回盲瓣以下为下消化道。根据部位不同分为上、中、下消化道出血。除消化道本身的疾病可引起消化道出血外,一些全身性疾病可能不具特异性地累及部分消化道,甚至弥散于全消化道,这些疾病常见的有血管性疾病(过敏性紫癜、动脉粥样硬化、结缔组织病、遗传性出血性毛细血管扩张症、弹性假黄瘤及恶性萎缩性丘疹病等)、血液系统疾病(血友病、原发性血细胞减少性紫癜、白血病、弥散性血管内凝血及其他凝血功能障碍性疾病等)、尿毒症、流行性出血热、钩端螺旋体病等。

【临床特征】

消化道出血的临床表现取决于出血量、出血速度、出血部位及性质,与患者的年龄及循环功能代偿能力有关。上消化道出血常表现为呕血与黑粪,中下消化道出血常表现为血便和暗红色大便。急性大量失血常导致周围循环衰竭,表现为头晕、心悸、乏力、突然起立时晕厥、肢体凉冷、出汗、心率加快、血压下降等,严重者呈休克状态。急性大量出血后患者均存在失血性贫血,但血红蛋白浓度需经3~4小时才出现明显下降。急性出血者为正细胞正色素性贫血,慢性失血则呈小细胞低色素性贫血,骨髓造血功能正常者于出血24小时内网织红细胞升高,出血停止后逐渐下降至正常。大量出血后患者可能出现低热,持续

3~5天降至正常。大量血液蛋白质的消化产物在肠道吸收，可出现氮质血症。

【治疗原则】

1. 抗休克、积极补充血容量。
2. 积极控制出血。
3. 治疗原发病。
4. 必要时输血和手术治疗。

一、上消化道出血

【概述】

上消化道出血是指屈氏韧带以上的消化道，包括食管、胃、十二指肠或胰胆等病变引起的出血，胃空肠吻合术后的空肠病变出血亦属这一范围。大量出血是指在数小时内失血量超出1 000ml或循环血容量的20%，其临床主要表现为呕血和/或黑粪，往往伴有血容量减少引起的急性周围循环衰竭。

根据病因，上消化道出血可分为急性静脉曲张性上消化道出血(acute variceal upper gastrointestinal bleeding，AVUGIB)和非静脉曲张性上消化道出血(acute nonvariceal upper gastrointestinal bleeding，ANVUGIB)。ANVUGIB多数为上消化道病变所致，少数为胆胰疾患引起，其中以消化性溃疡，上消化道肿瘤，应激性溃疡，急、慢性上消化道黏膜炎性反应最常见。近年来服用NSAID、阿司匹林或其他抗血小板聚集药物也逐渐成为上消化道出血的重要病因。少见的病因有马洛里-魏斯综合征、上消化道血管畸形、Dieulafoy病、胃黏膜脱垂或套叠、急性胃扩张或扭转、物理化学和放射损伤、壶腹周围肿瘤、胰腺肿瘤、胆胰管结石、胆管肿瘤等。某些全身性疾病，如感染、肝肾功能障碍、凝血功能障碍、结缔组织病等也可引起上消化道出血。

【临床特征】

1. 呕血和 / 或黑粪。

2. 原发病的症状，如肝硬化所致的食管 - 胃底静脉曲张破裂出血常有纳差、厌油、腹胀、黄疸等症状；消化性溃疡往往表现为慢性、周期性、节律性的腹痛，伴反酸、嗳气、上腹胀等不适；胃癌常有上腹痛和消瘦。

3. 出血量在 400ml 以内者可无症状；出血量中等可引起贫血或进行性贫血、头晕、软弱无力、突然起立可产生晕厥、口渴、肢体冷感及血压偏低等；大量出血达全身血量的 30%~50%（1 500~2 500ml）即可产生休克，表现为烦躁不安或神志不清、面色苍白、四肢湿冷、口唇发绀、呼吸困难、血压下降至测不到、脉压缩小（<3.33~4kPa）及脉搏快而弱（脉率 >120 次 /min）等，若处理不当，可导致死亡。

4. 氮质血症。

5. 中度或大量出血病例于 24 小时内发热，多在 38.5℃ 以下，持续数日至 1 周不等。

6. 体征如消瘦、左锁骨上凹淋巴结肿大、上腹包块者多见于胃癌；蜘蛛痣、脾大、腹水者多见于门静脉高压引起的食管 - 胃底静脉曲张破裂；黄疸、胆囊肿大、剧烈的上腹痛、呕血呈条状血块提示肝外型胆道出血；皮肤黏膜出血提示有全身性疾病，如皮肤黏膜尤其颜面、上肢皮肤及口腔、鼻咽部黏膜有毛细血管扩张和毛细血管瘤见于遗传性出血性毛细血管扩张症。

【治疗原则】

积极补充血容量、抗休克，控制出血，寻找和治疗原发病，必要时输血及手术治疗。

1. 非静脉曲张性上消化道出血

（1）非药物治疗：包括一般急救措施、补充血容量及内镜或手术治疗。内镜检查如见有活动性出血或暴露血管的溃疡应进行内镜止血。常用方法包括药物布局注射

（可选用 1：10 000 肾上腺素盐水、高渗钠 - 肾上腺素溶液等）、热凝止血（包括高频电凝、氩离子凝固术、热探头、微波等）和钛夹止血。内镜治疗不成功时，可通过血管介入栓塞胃十二指肠动脉。药物、内镜及介入治疗仍不能止血、持续出血将危及患者的生命时，必须不失时机地进行手术。

（2）药物治疗

1）抑酸药：主要是 PPI 和 H_2 受体拮抗剂，首选前者。提高胃内 pH，既可促进血小板聚集和纤维蛋白凝块形成，避免血凝块过早溶解，有利于止血和预防再出血；又可治疗消化性溃疡。常用的 PPI 针剂有艾司奥美拉唑、奥美拉唑、泮托拉唑、兰索拉唑、雷贝拉唑等，常用的 H_2 受体拮抗剂针剂包括雷尼替丁、法莫替丁、西咪替丁等。溃疡再出血高危患者在内镜止血后，建议予以大剂量 PPI 静脉滴注治疗（80mg 静脉注射 +8mg/h 的速度持续滴注 72 小时）；对于低危患者，可采用常规剂量 PPI 静脉滴注治疗（如艾司奥美拉唑 40mg 静脉输注，2 次 /d）。建议对内镜止血治疗后的高危患者，如 Forrest 分级为 Ⅰa~Ⅱb 的溃疡、内镜止血困难或内镜止血效果不确定者、合并服用抗血小板药或 NSAID 者，给予静脉大剂量 PPI（如艾司奥美拉唑）72 小时，并可适当延长大剂量 PPI 的疗程，然后改为标准剂量 PPI 静脉输注，2 次 /d，3~5 天，此后口服标准剂量 PPI 至溃疡愈合。对于内镜黏膜下剥离术 / 内镜下黏膜切除术（ESD/EMR）术后形成的人工溃疡，应按照消化性溃疡的标准给予抑酸治疗，PPI 是胃 ESD 术后预防出血和促进人工溃疡愈合的首选药物。目前研究大多建议从手术当天起静脉应用标准剂量 PPI，2 次 /d，2~3 天后改为口服标准剂量 PPI，1 次 /d，疗程为 4~8 周。

2）局部止血药：如去甲肾上腺素、凝血酶，可稀释后胃管注入或口服，亦可内镜下局部喷洒止血。

3）根除 Hp（具体见幽门螺杆菌感染部分）。

2. 静脉曲张性上消化道出血　门静脉高压可引起食

管 - 胃底静脉曲张,其破裂为上消化道出血的常见病因之一。

(1)非药物治疗:包括呼吸道管理及静脉通路建立,对有呼吸道窒息可能者,尤其神志障碍者应及早行气管插管。三腔二囊管压迫止血、内镜下套扎术或硬化剂/组织胶注射,必要时行经颈静脉肝内门体静脉分流术(TIPS)或分流手术、断流手术等,对于 Child-Pugh C 级者肝移植是最理想的选择。

(2)药物治疗:包括一般处理、血容量恢复、早期降低门静脉压药物的应用(血管加压素及其类似物、生长抑素及其类似物)、抗菌药的应用、质子泵抑制剂的应用等。

1)血管活性药:包括血管收缩药如生长抑素类及其衍生物、血管加压素及其衍生物、血管扩张药如硝苯地平和硝酸甘油等。对于急性食管 - 胃底静脉曲张破裂出血,生长抑素及其类似物、特利加压素的疗效相似,推荐作为一线治疗方法,疗程为 3~5 天。生长抑素及其类似物、特利加压素辅助内镜治疗可提高内镜治疗的安全性和效果,降低内镜治疗后的近期再出血率,一般应用不超过72 小时。

①生长抑素及其衍生物:能减少门脉主干血流量,降低门脉压,又可同时使内脏血管收缩及抑制促胃液素和胃酸分泌。因对全身血流动力学的影响较小、不良反应少,是治疗 EGVB 的最常用的药物。常用制剂有生长抑素、奥曲肽。生长抑素首剂 250μg 缓慢静脉注射,继以 250μg/h 持续静脉滴注。奥曲肽首剂 100~200μg 缓慢静脉注射,继以 25~50μg/h 持续静脉滴注;也可每 6~8 小时注射 100μg,400~600μg/d;必要时首日剂量增加至 800μg,最多治疗5 天。

②血管加压素及其衍生物:常用特利加压素、垂体加压素。该药可致腹痛、血压升高、心律失常、心绞痛、门静脉系统血栓,严重者甚至导致心肌梗死,故对老年患者应同时使用硝酸甘油,以减少该药的不良反应。特利加压素

的起始剂量为 2mg/4h,出血停止后可改为 1mg/次,2 次/d,
维持 5 天。垂体加压素的剂量为 0.2U/min 持续静脉滴注,
可逐渐增加剂量至 0.4U/min。

③血管扩张药:有降低门脉压的作用,但并不主张在
大出血时用,而认为与血管收缩药合用或止血后预防再出
血时使用较好。常用药物有:

A. 硝酸酯类如硝酸甘油,可在静脉滴注垂体加压素后
或同时应用,静脉滴注 10~40μg/min。

B. α 肾上腺素受体拮抗剂如酚妥拉明,在静脉滴注垂
体加压素的同时静脉滴注酚妥拉明 0.1~0.3mg/min,止血后
减量维持 12 小时停药,接着服用硝苯地平等口服降门脉
压药。

C. β 肾上腺素受体拮抗剂可降低心输出量,使门脉
血流量减少,改善胃肠黏膜微循环及其出血,对预防门静
脉高压患者再出血有一定疗效。一般在止血后的 2 周开
始服药,从小剂量开始,如普萘洛尔的推荐剂量为 10mg
2 次/d,可渐增至最大耐受剂量;卡维地洛的起始剂量为
6.25mg 1 次/d,如耐受,可于 1 周后增至 12.5mg 1 次/d;纳
多洛尔的起始剂量为 20mg 1 次/d,渐增至最大耐受剂量,
应长期使用。应答达标的标准为肝静脉压力梯度(hepatic
venous pressure gradient,HVPG)≤ 12mmHg 以下或较基
线水平下降≥ 10%。应用普萘洛尔或纳多洛尔的患者若
不能检测 HVPG,则应使静息心率下降到基础心率的 75%
或静息心率达 50~60 次/min。

2)PPI:可提高止血成功率、减少内镜治疗后溃疡及
近期再出血率,作为合并胃黏膜病变或内镜治疗后的辅
助治疗,静脉用药见非静脉曲张性上消化道出血的药物
治疗。

3)抗菌药:可降低食管 - 胃底静脉曲张破裂再出血率
及出血相关病死率,作为肝硬化急性食管 - 胃底静脉曲张
破裂出血的辅助治疗,推荐短期使用广谱抗菌药,首选第
三代头孢菌素类抗菌药,若过敏,则选择喹诺酮类抗菌药。

既有利于止血,也减少止血后的各种可能感染。

【推荐处方】

1. 非静脉曲张性上消化道出血

处方 1. PPI:

0.9% 氯化钠注射液 100ml 艾司奥美拉唑　40mg	连续静脉滴注,8mg/h, 疗程为 72 小时。
或　0.9% 氯化钠注射液 100ml 　　泮托拉唑　10mg	静脉滴注,2 次 /d, 疗程为 3 天。
或　泮托拉唑,10mg,口服,3 次 /d,疗程为 4~8 周。	

处方 2. H₂ 受体拮抗剂:

0.9% 氯化钠注射液 20ml 法莫替丁　20mg	静脉注射,2 次 /d, 疗程为 3 天。
或　0.9% 氯化钠注射液 100ml 　　西咪替丁　0.2g	静脉滴注,2 次 /d, 疗程为 5 天。

处方 3. 局部止血药:

0.9% 氯化钠注射液　100ml 去甲肾上腺素　8mg	口服,每 1~2 小时 1 次。
或　0.9% 氯化钠注射液　500ml 　　去甲肾上腺素　40mg	口服,每 0.5~2 小时 40ml。
或　0.9% 氯化钠注射液　10ml 　　凝血酶冻干粉　1 000U	口服,3 次 /d。

2. 静脉曲张性上消化道出血

处方 1. 血管活性药:

0.9% 氯化钠注射液 20ml 生长抑素　250μg	静脉注射。
0.9% 氯化钠注射液 100ml 生长抑素　250μg	静脉滴注,250μg/h, 疗程为 3 天。
或　0.9% 氯化钠注射液 20ml 　　奥曲肽　100~200μg	静脉注射。
0.9% 氯化钠注射液 100ml 奥曲肽　100~200μg	静脉滴注,25~ 50μg/h, 疗程为 3~5 天。

或 5% 葡萄糖注射液 500ml 垂体后叶素 10U	静脉滴注,0.2U/min, 疗程为 3 天。
或 0.9% 氯化钠注射液 20ml 特利加压素 2mg	静脉注射。
0.9% 氯化钠注射液 100ml 特利加压素 2mg	静脉滴注,0.25~0.5mg/h, 疗程为 1~3 天。

处方 2. PPI：

0.9% 氯化钠注射液 5ml 艾司奥美拉唑 80mg	静脉注射。
0.9% 氯化钠注射液 100ml 艾司奥美拉唑 40~80mg	静脉滴注,2 次 /d,疗程为 3~5 天。
或 0.9% 氯化钠注射液 100ml 奥美拉唑 40mg	静脉滴注,2 次 /d, 疗程为 3~5 天。

处方 3. 抗菌药：

| 0.9% 氯化钠注射液 100ml
头孢甲肟   1~2g | 静脉滴注,2 次 /d,
疗程为 3 天。 |
| 或 0.9% 氯化钠注射液 100ml
头孢地嗪   1~2g | 静脉滴注,2 次 /d,
疗程为 3 天。 |

【注意事项】

1. 生长抑素 由于生长抑素可抑制胰岛素及胰高血糖素分泌,在治疗初期会引起短暂的血糖水平下降。更应注意的是,胰岛素依赖型糖尿病患者使用本品后,每隔 3~4小时应测试 1 次血糖浓度。同时,如果可能,应避免给予胰岛素所需的葡萄糖,如果必须给予,应同时给予胰岛素。

2. 奥曲肽 对接受胰岛素治疗的糖尿病患者,给予本品后,其胰岛素用量可能减少。肝硬化继发性出血期内,患胰岛素依赖型糖尿病或已患糖尿病的患者需调整胰岛素用量的风险增加,故应密切监测血糖水平。奥曲肽可降低肠道对环孢素的吸收,也可延迟对西咪替丁的吸收。用药后如出现面色苍白、出汗、心悸、胸闷、腹痛、过敏性休克等,应立即停药。

3. 特利加压素　对急性食管静脉曲张破裂出血,起始注射用量为 2mg,每 1mg 注射粉针剂用 5ml 氯化钠注射液溶解,缓慢静脉注射(超过 1 分钟),同时监测血压及心率;维持剂量为每 4 小时静脉给药 1~2mg,延续 24~36 小时,直至出血得到控制;建议出血停止后仍维持治疗 1~2 天,以防止再出血。已配制的溶液必须尽快使用,并在 12 小时内用完。

4. 垂体后叶素　对患有肾炎、心肌炎、血管硬化、骨盆过窄、双胎、羊水过多、子宫膨胀过度等的患者不易应用。在子宫颈尚未完全扩大时亦不宜采用本品。高血压或冠状动脉病患者慎用。用药后如出现面色苍白、出汗、心悸、胸闷、腹痛、过敏性休克等,应立即停药。

5. 第三代头孢菌素类抗菌药　对青霉素过敏者或过敏体质者慎用。

二、中消化道出血

【概述】

中消化道出血指屈氏韧带至回盲瓣的消化道出血。最常见的为小肠血管畸形,亦见于克罗恩病、肠憩室、钩虫感染、各种良性和恶性肿瘤、缺血性肠病、肠系膜动脉栓塞、肠套叠及放射性肠炎等。

【临床特征】

根据出血量不等表现为黑粪和便血,出血量较大时为暗红色血便,可出现周围循环衰竭征象。如为克罗恩病所致的小肠出血,可有反复发作的腹痛、腹泻或肠梗阻,可伴随肠外表现如口腔溃疡、肛周病变等。

【治疗原则】

维持生命体征,去除诱因,治疗原发病,根据病因及出血部位进行止血。

1. 非药物治疗　NSADI 导致的小肠溃疡即糜烂应避免和停止该类药物的使用。内镜如能发现出血病灶,可在内镜下止血,高频电凝、氩离子凝固器烧灼或钛夹止血,小肠息肉可在内镜下切除。血管介入适用于药物和内镜不能止血的动脉性出血,根据出血部位行肠系膜上／下动脉栓塞治疗。手术指征则包括 Meckel 憩室出血,小肠肿瘤,经内科、内镜及介入仍出血不止而危及生命的情况。

2. 药物治疗

(1)血管活性药(见静脉曲张性上消化道出血)。

(2)糖皮质激素及 5- 氨基水杨酸类:用于克罗恩病引起的小肠溃疡出血(详见克罗恩病部分)。

【推荐处方】

处方 1. 血管活性药:

0.9% 氯化钠注射液 20ml 生长抑素　250μg	静脉注射。
0.9% 氯化钠注射液 100ml 生长抑素　250μg	静脉滴注,250μg/h, 疗程为 3~5 天。

处方 2. 血管活性药:

0.9% 氯化钠注射液 20ml 奥曲肽　100~200μg	静脉注射。
0.9% 氯化钠注射液 100ml 奥曲肽　100~200μg	静脉滴注,25~50μg/h, 疗程为 3~5 天。

处方 3. 血管活性药:

0.9% 氯化钠注射液 20ml 垂体后叶素　6~12U	静脉注射,4~6次/d。
或　0.9% 氯化钠注射液 20ml 　　特利加压素　2mg	静脉注射。
0.9% 氯化钠注射液 100ml 特利加压素　2mg	静脉滴注,0.25~ 0.5mg/h,疗程为 1~3 天。

三、下消化道出血

【概述】

下消化道出血指回盲瓣以远的消化道出血。痔、肛裂是最常见的原因，其他常见病因有大肠息肉、结直肠癌、静脉曲张、神经内分泌肿瘤、炎症性病变(溃疡性结肠炎、缺血性肠炎、感染性肠炎、克罗恩病等)、肠道憩室、血管病变、肠套叠等。

【临床特征】

以血便和便血为主要临床症状。出血部位越高则便血的颜色越暗，出血部位越低则便血的颜色越鲜红甚至为鲜血。痔疮出血常表现为便后滴血或喷射状，为鲜红色。肛瘘往往拭纸血染伴有肛门疼痛。结直肠肿瘤常有消瘦、乏力等全身症状。溃疡性结肠炎则表现为反复发作、时轻时重的腹泻及黏液脓血便，常伴里急后重感。

【治疗原则】

在维持生命体征的基础上积极止血，寻找和治疗原发病，必要时手术治疗。

1. 非药物治疗 内镜下止血方法包括喷洒止血药、注射药物、电凝止血、光凝止血、氩气止血、微波止血、止血夹止血、套扎止血等。根据不同病变采取不同方式，如痔疮可行注射硬化剂及结扎疗法，息肉可行内镜下切除，憩室出血可用钳夹术，血管病变可行内镜下止血或介入栓塞治疗。各种肿瘤、经药物、内镜及介入治疗无效的出血应行手术。

2. 药物治疗

(1)血管活性药(见静脉曲张性上消化道出血)。

(2)局部止血药：如云南白药、去甲肾上腺素低压保留灌肠。

【推荐处方】

处方 1. 血管活性药：

0.9% 氯化钠注射液　20ml 生长抑素　250μg	静脉注射。
0.9% 氯化钠注射液　100ml 生长抑素　250μg	静脉滴注,250μg/h, 疗程为 3 天。

局部止血药：

0.9% 氯化钠注射液　20ml 去甲肾上腺素　8mg 云南白药　0.5g	保留灌肠,2 次 /d, 疗程为 3 天。

处方 2. 血管活性药：

0.9% 氯化钠注射液　20ml 奥曲肽　100~200μg	静脉注射。
0.9% 氯化钠注射液 100ml 奥曲肽　100~200μg	静脉滴注,25~50μg/h, 疗程为 5 天。
或　0.9% 氯化钠注射液　20ml 　　特利加压素　2mg	静脉注射。
0.9% 氯化钠注射液　100ml 特利加压素　2mg	静脉滴注,0.25~0.5mg/h, 疗程为 1~3 天。

【注意事项】

血管活性药的注意事项详见上消化道出血。

（唐岸柳）

第三节　恶心、呕吐

【概述】

恶心(nausea)是一种特殊的主观感觉,表现为胃部不适,有胀满感和紧迫欲吐的感觉,常为呕吐的前奏,多伴有流涎与反复的吞咽动作。呕吐(vomiting)是一种胃的反射性强力收缩,通过胃、食管、口腔、膈肌和腹肌等部位的协同作用,能迫使胃或部分小肠内容物由胃、食管经口腔急速排出体外的现象。

引起恶心、呕吐的病因很多,按发病机制可分归纳为以下几类:

1. 反射性呕吐(周围性)　器官或组织有病理改变或受刺激,经神经反射诱发。

(1)口咽刺激:咽部炎症、物理或化学刺激(口服磺胺类、阿司匹林、氨茶碱等)。

(2)胃、十二指肠疾病:急、慢性胃炎,消化性溃疡,急性胃扩张,幽门梗阻,十二指肠壅滞症等。

(3)肠道疾病:急性阑尾炎、各型肠梗阻、急性出血性坏死性肠炎、腹型过敏性紫癜等。

(4)肝胆胰疾病:急性肝炎,肝硬化,肝淤血,急、慢性胆囊炎或胰腺炎等。

(5)腹膜及肠系膜病:急性腹膜炎、急性肠系膜淋巴结炎等。

(6)泌尿生殖系统:肾输尿管结石、急性肾盂肾炎、急性盆腔炎、异位妊娠破裂等。

(7)其他疾病:急性心肌梗死早期,急性传染病,眼部疾病如青光眼、屈光不正,刺激嗅觉、视觉及味觉。

2. 中枢性呕吐　由颅内病变直接压迫或药物刺激呕吐中枢,增加其兴奋性引起。

(1)中枢神经系统疾病:颅内感染,如各种脑炎、脑膜炎;脑血管疾病,如各种脑出血、脑栓塞、脑血栓形成、高血压脑病及偏头痛等;颅脑损伤,如脑挫裂伤或颅内血肿;癫痫,特别是持续状态。

(2)药物或化学毒物作用:如洋地黄类、吗啡、抗生素、抗肿瘤药或有机磷中毒。

(3)内分泌或代谢障碍:尿毒症、肝性脑病、糖尿病酮症酸中毒、甲状腺危象、肾上腺皮质功能不全。

(4)妊娠反应。

3. 前庭功能障碍性呕吐 呕吐伴听力障碍或眩晕等。

(1)迷路炎:化脓性中耳炎常见并发症。

(2)梅尼埃病。

(3)晕动病。

4. 精神性呕吐

(1)胃神经官能症。

(2)神经性厌食。

(3)癔症。

【治疗原则】

根据病因给予对症治疗。

1. 胃肠道疾病 合理应用抗菌药,抵抗炎症,并及时静脉滴注葡萄糖、氯化钠及药物等,维持体内的酸碱平衡及水、盐、电解质平衡,适当补充维生素。对于胃肠道痉挛所致的恶心、呕吐者可给予抗胆碱药治疗,如皮下注射或肌内注射东莨菪碱,0.5mg/ 次,3 次 /d;对于肠胃动力障碍所致的恶心、呕吐者可给予促肠胃动力药治疗。常见的调节胃肠动力药见表 5-2。

表 5-2   常见的调节胃肠动力药

种类	药名	用量	用法	常见的副作用
促进动力类	甲氧氯普胺	5mg	口服,3 次 /d	昏睡、烦躁不安、乏力
	多潘立酮	10mg	口服,2~3 次 /d	轻度腹部痉挛、口干
	伊托必利	50mg	口服,3 次 /d	腹泻、便秘、腹痛
	西沙必利	5mg	口服,3 次 /d	腹部痉挛、肠鸣、腹泻

续表

种类	药名	用量	用法	常见的副作用
抑制动力类	替加色罗	6mg	口服,2 次/d	腹泻、头痛、腹痛
	莫沙必利	5mg	口服,3 次/d	腹泻、口干、乏力
	红霉素	125~250mg	口服,3 次/d	腹痛、腹泻、呕吐
	匹维溴铵	50mg	口服,3 次/d	腹痛、腹泻、恶心
	洛哌丁胺	2mg	口服,1~6 次/d	便秘、口干、腹胀
	昂丹司琼	4mg	静脉注射	头痛、腹部不适、便秘
	帕洛诺司琼	5mg	静脉注射	头痛、便秘、腹泻
双向作用类	曲美布汀	0.1~0.2g	口服,3 次/d	口干、腹泻、困倦

2. 肝胆胰疾病 对于病毒性肝炎患者,应卧床静养,并进行保肝治疗;对于胆道疾病患者,应进行治疗以解除胆道梗阻并消除炎症;对于胰腺疾病患者,应积极治疗原发病,减少胰液及胰酶分泌,并给予肠胃减压。

3. 药物因素 临床用药引起的恶心、呕吐等肠胃道反应,一般停药后症状即可缓解,但是有些患者无法停药,如恶性肿瘤患者在放射治疗及化学治疗过程中发生恶心、呕吐症状,只能够通过治疗方案的优化(如严格控制治疗间隔或用药量)或应用药物来预防或缓解相关症状。

4. 神经系统病变 脱水和降颅内压治疗,积极治疗原发病。

5. 精神因素 明确患者恶心、呕吐的精神因素,给予心理护理干预,联合家庭支持给予患者心理支撑,并及时疏导其负面情绪,随后应用镇静药及促肠胃动力药治疗。若患者的精神症状较为严重,可酌情应用抗抑郁药治疗(表5-3)。

表5-3 常见的抗抑郁药

种类	药名	用量	用法
抗抑郁和抗焦虑类	阿米替林	10~25mg	口服,每晚顿服
	丙米嗪	25~50mg	口服,2 次 /d
	帕罗西汀	20mg	口服,每晨顿服
	地西泮	2.5~10mg	口服,2~4 次 /d

【推荐处方】

处方1. 调节胃肠动力类:多潘立酮,10mg,口服,2~3 次 /d;或莫沙必利片,5mg,口服,3 次 /d;或曲美布汀,0.1~0.2g,口服,3 次 /d。

处方2. 抗抑郁和抗焦虑类:地西泮,5mg,口服,3 次 /d;或丙米嗪,25~50mg,口服,2 次 /d。

【注意事项】

1. 应遵循综合治疗的原则,包括心理治疗、饮食治疗、药物治疗等。同时调整生活方式及饮食结构,保持心情愉快,舒缓心理压力。

2. 对于正规治疗后症状仍无明显好转的功能性消化不良幽门螺杆菌阳性患者建议行幽门螺杆菌根除治疗。

(李静泊)

第四节　腹　泻

【概述】

腹泻(diarrhea)是指排便次数明显超过平日习惯的频率,粪质稀薄,水分增加,或带有黏液、脓血或未消化的食物。如解液状便,3 次/d 以上;或每天粪便总量 >200g,其中粪便的含水量 >80%,则可认为是腹泻。腹泻常伴有排便急迫感、肛门不适、失禁等。腹泻按病程可分为急性(<2 周)、迁延性(2 周~2 个月)和慢性(>2 个月)。

【临床特征】

1. 急性腹泻

(1)肠道疾病:常见的是由病毒(如感染轮状病毒、柯萨奇病毒、埃可病毒)、细菌(如大肠埃希菌、沙门菌、志贺菌)、真菌(如白念珠菌、曲菌、毛霉菌)、寄生虫(如蓝氏贾第鞭毛虫、阿米巴原虫)等感染所引起的肠炎及急性出血性坏死性肠炎。此外,还有克罗恩病或溃疡性结肠炎急性发作、急性缺血性肠病等。也可因服用泻药、拟胆碱药、抗生素(使用引起的菌群失调或抗生素相关性小肠、结肠炎)、抗肿瘤药,在服药期间可致腹泻。

(2)急性中毒:包括植物性毒物(如毒蕈、发芽的马铃薯等)、动物性毒物(如鱼胆、河鲀等)、化学毒物(如有机磷、砷、铅、汞等)引起的腹泻。

(3)全身性感染:如败血症、伤寒、副伤寒、钩端螺旋体病等。

(4)食物过敏及吸收不良:如牛奶、豆浆过敏引起的脂肪泻。

(5)受环境、情绪影响的腹泻:如旅行者腹泻,因为出行者离开自己熟悉的生活环境而去到完全陌生的地方,消化系统发生相应的反应和变化。

(6)其他:变态反应性肠炎、过敏性紫癜;某些内分泌疾病,如肾上腺皮质功能减退危象、甲状腺危象等。

2. 慢性腹泻

(1)消化系统疾病

1)胃部疾病:慢性萎缩性胃炎、胃大部分切除术后胃酸缺乏。

2)肠道感染:慢性阿米巴痢疾、慢性细菌性痢疾、肠结核、肠鞭毛原虫病、血吸虫病、钩虫病、绦虫病等。

3)肠道非感染性炎症:炎性肠病(克罗恩病和溃疡性结肠炎)、结肠多发息肉、放射性肠炎、缺血性结肠炎、憩室炎、尿毒症性肠炎。

4)肿瘤:大肠癌、结肠腺瘤病、小肠恶性淋巴瘤。

5)小肠吸收不良:小肠吸收面积减少,如短肠综合征;小肠细菌过多,如盲袢综合征;双糖酶缺乏,如乳糖不耐受症。

6)胰腺疾病:胰消化酶缺乏,如慢性胰腺炎、胰腺癌等;肝胆疾病,如肝硬化、胆汁淤积性黄疸、慢性胆囊炎等。

(2)全身性疾病

1)内分泌及代谢障碍性疾病:甲状腺功能亢进、肾上腺皮质功能减退、胺前体摄取脱羧细胞瘤(APU-Doma)、胃泌素瘤、类癌、肠血管活性肽(VIP)瘤。

2)其他系统疾病:系统性红斑狼疮、硬皮病、惠普尔病、α-重链病。

3)药物副作用:利血平、甲状腺素、洋地黄类、考来烯胺等。

4)神经功能紊乱:肠易激综合征。

【治疗原则】

1. 非特异性止泻药　抗蠕动剂如复方樟脑酊、地芬诺酯、洛哌丁胺等,洛哌丁胺应用于轻至中度腹泻,具有轻度抑制分泌的特性,在便血或疑有炎性腹泻(发热)患者中避免使用;抗分泌剂如消旋卡多曲,是脑啡肽酶(非阿片类)

抑制剂,有抗分泌活性;肠黏膜保护剂及吸附剂如蒙脱石、药用炭、碱式碳酸铋等(表5-4)。

表 5-4　常用的黏膜保护剂及肠道动力调节剂

种类	药名	用量	用法
黏膜保护剂	蒙脱石	3g	口服,3 次/d
	药用炭	1.5~4.0g	口服,3 次/d
	碱式碳酸铋	0.6~1.2g	口服,3 次/d
	复方谷氨酰胺肠溶胶囊	0.4~0.6g	口服,3 次/d
肠道动力调节剂	洛哌丁胺	2mg	口服,1~6 次/d
	复方地芬诺酯	2.5~5.0mg	口服,2~4 次/d
	匹维溴铵	50mg	口服,3 次/d
	曲美布汀	0.1~0.2g	口服,3 次/d

2. 补液支持治疗　由于体液丢失,腹泻患者常伴有水、电解质紊乱,特别是低钾血症。轻至中度患者推荐口服液补液;重度及频繁呕吐或不能进食的患者或有明显消瘦、衰竭的患者建议静脉补液;营养严重不良者应及时给予营养支持治疗。谷氨酰胺是非必需氨基酸,具有保护和修复肠道黏膜屏障的作用,可刺激胃肠黏膜生长,促进分泌型免疫球蛋白 A(sIgA)合成与分泌,提高细胞免疫力和肠道屏障。长期慢性腹泻导致营养不良的患者,补充氨基酸时应注意及时补充谷氨酰胺。

3. 对因治疗　对不同病因引起的腹泻应采取不同的治疗手段,如对感染引起的腹泻应针对不同的微生物给予针对性抗感染药;乳糖不耐受或者某些食物过敏者则应避免进食相关食物;肿瘤引起的腹泻如胃泌素瘤可行肿瘤切除术和使用抑酸剂;胰源性消化不良可予补充胰酶;高渗性腹泻应避免进食高渗食物;胆汁缺乏性脂肪泻可用中链脂肪替代日常食用的长链脂。对于原因不明的腹泻,应积极寻找病因。

4. 调节肠道菌群　腹泻患者常伴有肠道微生态失衡,益生菌制剂有利于重构肠道微生态平衡,恢复肠道的天然屏障保护作用,改善腹泻症状。益生菌主要有乳酸杆菌、双歧杆菌、布拉氏酵母菌等(表 5-5)。

表 5-5　常用的微生态制剂

种类	药名	用量	用法
微生态制剂	双歧三联活菌制剂	210~420mg	口服,2~3 次 /d
	酪酸梭菌芽孢杆菌制剂	40mg	口服,3 次 /d
	地衣芽孢杆菌活菌制剂	0.5g	口服,3 次 /d
	嗜酸乳杆菌制剂	0.5~1.0g	口服,3 次 /d
	枯草杆菌制剂	0.25~0.5g	口服,2~3 次 /d
	布拉氏酵母菌散	0.5g	口服,2 次 /d

5. 粪菌移植　近年来,粪菌移植对于慢性腹泻的治疗起到很重要的作用,已被美国食品药品管理局(FDA)列入复发性艰难梭菌感染的临床指南治疗中。粪菌移植对炎性肠病相关性腹泻患者的治疗也取得较好的疗效,其对各种疾病所致的慢性腹泻的治疗正在积极探索中。

【推荐处方】

处方 1. 黏膜保护剂:蒙脱石散,3g,口服,3 次 /d;或药用炭,2g,口服,3 次 /d。

处方 2. 微生态制剂:双歧三联活菌制剂,420mg,口服,3 次 /d;或布拉氏酵母菌散,0.5g,口服,2 次 /d。

处方 3. 肠道动力调节剂:洛哌丁胺,2mg,口服,1~6 次/d;或曲美布汀,0.1~0.2g,口服,3 次/d。

处方 4. 抗生素:诺氟沙星片,300mg,口服,2 次/d;或阿莫西林片,0.6g,口服,3 次/d。

【注意事项】

1. 腹泻的病因复杂,对于腹泻的处理应首先寻找病因,明确诊断。

2. 对于微生物感染性腹泻,止泻药的应用延缓微生物的肠道清除,增强其毒性作用,应尽可能避免使用;对于重症溃疡性结肠炎,止泻药的使用可能诱发中毒性巨结肠的发生。

（李静泊）

第五节　便　秘

【概述】

便秘(constipation)指排便次数减少、粪便干硬和/或排便困难。排便次数减少指每周排便少于 3 次。排便困难包括排便费力、排出困难、排便不尽感、排便费时以及需要手法辅助排便。慢性便秘的病程至少 6 个月。

【病因】

1. 功能性　功能性便秘、功能性排便障碍和便秘型肠易激综合征。

(1)进食量少,食物缺乏纤维素或水分不足,对结肠运动的刺激性减少。

(2)不良的排便习惯,如不按时排便,因工作紧张、生活节奏过快、工作性质和时间变化、精神因素等干扰正常的排便生理反射。

(3)结肠运动功能紊乱,常见于肠易激综合征,系由结肠及乙状结肠痉挛引起的,部分患者可表现为腹泻与便秘交替。

(4)排便过程中腹肌、直肠、肛门括约肌和盆底肌肉不能协调运动,直肠推进力不足、感觉功能下降,从而导致直肠排空障碍。

(5)滥用泻药,形成药物依赖,造成便秘;年老体弱,肠痉挛导致排便困难。

(6)妊娠期胎儿、子宫压迫直肠。

2. 器质性　肠道疾病、内分泌和代谢性疾病、神经系统疾病、肌肉疾病。

(1)直肠与肛门病变引起肛门括约肌痉挛、排便疼痛,造成惧怕排便,如痔疮、肛裂、肛周脓肿和溃疡、直肠炎等。

(2)局部病变导致排便无力,如大量腹水、膈肌麻痹、系统性硬化症、肌营养不良等。

(3)结肠完全性或不完全性肠梗阻,如结肠良、恶性肿瘤,克罗恩病,先天性巨结肠,各种原因引起的肠粘连、肠扭转、肠套叠等。

(4)腹腔或盆腔内肿瘤压迫,如子宫肌瘤。

(5)内分泌和代谢性疾病,如严重脱水、糖尿病、甲状腺功能减退、甲状旁腺功能亢进、多发内分泌腺瘤、重金属中毒、高钙血症、高或低镁血症、低钾血症、卟啉病、慢性肾病、尿毒症等。

(6)神经系统疾病,如自主神经病变、脑血管疾病、认知障碍或痴呆、多发性硬化、帕金森病、脊髓损伤等。

(7)肌肉疾病,如淀粉样变性、皮肌炎、硬皮病、系统性硬化病。

3. 药物性　抗抑郁药、抗癫痫药、抗组胺药、抗震颤麻痹药、抗精神病药、解痉药、钙通道阻滞剂、利尿药、单胺氧化酶抑制剂、阿片类药、拟交感神经药、含铝或钙的抗酸药、钙剂、铁剂、止泻药、非甾体抗炎药。

【治疗原则】

治疗目的是缓解症状,恢复正常的肠道动力和排便生

理功能。因此,总体原则是个体化的综合治疗,包括推荐
合理的膳食结构、建立正确的排便习惯、调整患者的精神
心理状态;对有明确病因者进行病因治疗;需长期应用泻
药维持治疗者应避免滥用泻药;外科手术应严格掌握适应
证,并对手术疗效作出客观预测。

1. 调整生活方式 合理膳食(增加纤维素的摄入)、多
饮水、运动以及建立良好的排便习惯是慢性便秘患者的基
础治疗措施。

2. 药物治疗

(1)泻药:选用时应考虑循证医学证据、安全性、药物依
赖性及价效比。容积性泻药(蓬松药)用于轻度便秘患者,
服药时应补充足够的液体,常用药物有欧车前、聚卡波非
钙、麦麸等;渗透性泻药可用于轻至中度便秘患者,常用药
物有聚乙二醇、乳果糖和硫酸镁(表 5-6)。

表 5-6 常见的泻药

种类	药名	用量	用法
渗透性泻药	复方聚乙二醇电解质散	10~20g	口服,1~2 次/d
	乳果糖	10ml	口服,3 次/d
	甘露醇	100~250ml	口服,1~4 次/d
	硫酸镁	7.5ml	口服,1 次/d
容积性泻药	甲基纤维素	15~50mg	口服,1 次/d
刺激性泻药	番泻叶颗粒	10g	口服,2 次/d
	大黄片	3~5g	口服,1 次/d
	比沙可啶	5~10mg	口服,1 次/d
润滑性泻药	石蜡油	10~30ml	口服,3 次/d
	食物油	15~30ml	口服,3 次/d

（2）促胃肠动力药：作用于肠神经末梢，释放运动性神经递质、拮抗抑制性神经递质或直接作用于平滑肌，增加肠道动力，对慢传输型便秘有较好的效果。常用药物有普芦卡必利、莫沙必利。

（3）灌肠药和栓剂：肛门给药润滑并刺激肠道，软化大便，适用于粪便干结、粪便嵌塞的患者临时使用；便秘合并痔疮者可用复方角菜酸酯制剂。

【推荐处方】

处方 1. 泻药类：乳果糖，10ml，口服 3 次 /d；或复方聚乙二醇电解质散，10~20g，口服，1~2 次 /d。

处方 2. 促胃肠动力类：多库酯钠片，100mg，口服，1~3 次 /d；或莫沙必利胶囊，5mg，口服，3 次 /d。

处方 3. 软化大便类：开塞露，2ml，外用，1 次 /d。

【注意事项】

1. 对于老年人便秘，主要问题是缺乏锻炼以及服用致便秘的药物所致。对于运动量不足者，乳果糖的效果较好；对于运动缺乏者，渗透性、刺激性轻泻药的效果更好。

2. 孕妇应以增加食物中的纤维素、多饮水、适当增加运动量的措施改善便秘症状，正常剂量的番泻叶是安全的，但妊娠晚期及妊娠敏感期要慎重服用。

（李静泊）

第六节　黄　疸

【概述】

黄疸（jaundice）是由于血清中的胆红素浓度升高所致，引起皮肤、巩膜及其他组织黄染。正常血中的胆红素浓度为 5~17.1μmol/L。在临床上，血清胆红素水平升高达到 34μmol/L 以上时通常能看出皮肤、巩膜黄染，而介于

17~34μmol/L 时临床上多无皮肤、巩膜黄染，称为隐性黄疸。黄疸不是一个独立的疾病，而是许多疾病的一种症状和体征。黄疸多见于肝胆疾病，而其他疾病如溶血、胰腺疾病、感染、新生儿科疾病、产科疾病等也可出现黄疸。黄疸按病因学分类可分为溶血性黄疸、肝细胞性黄疸、胆汁淤积性黄疸和先天性非溶血性黄疸；按胆红素性质可分为以非结合胆红素升高为主的黄疸和以结合胆红素升高为主的黄疸。

【临床特征】

1. 临床表现

（1）皮肤、巩膜等组织黄染：黄疸最早出现黄染的是巩膜；黄疸加深时，尿、痰、泪液及汗液也被黄染，唾液一般不变色。

（2）尿和粪的色泽改变：尿可呈浓茶样改变，粪的颜色可变浅，甚至呈陶白色样。

（3）消化道症状：常有腹胀、腹痛、食欲缺乏、恶心、呕吐、腹泻或便秘等症状。

（4）胆盐血症的表现：主要症状有皮肤瘙痒、心动过缓、腹胀、脂肪泻、夜盲、乏力、精神萎靡和头痛等。

2. 体征

（1）黄疸的色泽及伴随的皮肤表现：溶血引起的黄疸皮肤呈柠檬色，伴有睑结膜苍白；肝细胞损害所致的黄疸呈浅黄色或金黄色，慢性肝病者可有肝病面容、肝掌、蜘蛛痣等；胆汁淤积性黄疸呈暗黄色、黄绿色和绿褐色，有时可见眼睑黄瘤。

（2）腹部体征：病毒性肝炎、肝癌、早期肝硬化均可有肝大；肝硬化进一步发展时肝脏可缩小，伴有脾大；溶血性黄疸也可出现脾大；胆总管结石引起梗阻时胆囊可肿大；胰头癌、壶腹周围癌、胆总管癌引起肝外胆汁淤积时胆囊肿大、表面光滑、可移动以及无压痛是其主要特点，即所谓的 Courvoisier 征；有腹水和腹部静脉曲张时，多见于失代偿性肝硬化。

【治疗原则】

黄疸的治疗原则是在明确原发病的基础上针对病因治疗,以及退黄、止痒等对症治疗。

对症治疗药物主要有:

1. 退黄药   如丁二磺酸腺苷蛋氨酸肠溶片、熊去氧胆酸胶囊。

2. 止痒药   一线药物包括考来烯胺散、熊去氧胆酸胶囊、丁二磺酸腺苷蛋氨酸肠溶片,二线药物包括利福平、抗组胺类药物。

【推荐处方】

处方 1.退黄:丁二磺酸腺苷蛋氨酸肠溶片,0.5g,口服,3 次 /d。

处方 2.退黄:熊去氧胆酸胶囊,剂量为 10mg/(kg·d),即(表 5-7):

表 5-7   熊去氧胆酸的用法

体重 /kg	日剂量 / 粒*	服药时间			
		胆石症	胆汁淤积性肝病		
		晚	早	中	晚
60	2	2	1	—	1
80	3	3	1	1	1
100	4	4	1	1	2

注:* 一粒 250mg。

处方 3.止痒:考来烯胺散,16g/d,分 3 次服用。

处方 4.止痒:利福平胶囊,150mg,口服,2 次 /d;或者300~600mg,口服,1 次 /d。

处方 5.止痒:异丙嗪片,25~50mg,口服,1 次 /d。

【注意事项】

1. 下列情况下禁用熊去氧胆酸胶囊:急性胆囊炎和胆管炎;胆管阻塞(胆总管和胆囊管);胆囊不能在 X 线下被看到、胆石钙化、胆囊不能正常收缩以及经常性的胆绞痛等。

2. 熊去氧胆酸胶囊不应与考来烯胺同服。

(张德才)

第七节 肠内营养

【概述】

肠内营养(enteral nutrition,EN)是指经口服或管饲途径,通过胃肠道提供营养物质的一种营养支持治疗方式,适用于胃肠道存在部分功能,因原发病不能或不愿自然饮食、体重明显下降(体重下降超过日常体重的 10% 或 3 个月体重下降超过 5%)的患者。适应证包括吞咽困难和失去咀嚼能力的患者;禁食患者如上消化道梗阻或术后患者、胰腺疾病;吸收不良如炎性肠病缓解期和短肠综合征;脏器功能不全患者如肝硬化;肠外营养的补充或过渡;其他如消化道瘘患者、意识障碍患者、高代谢状态患者、营养不良者的术前准备及慢性营养不良患者。以下情况慎用或禁用 EN:严重的胃肠功能障碍(如完全性机械性肠梗阻、胃肠道出血、严重腹腔感染、高流量空肠瘘);持续严重的呕吐、顽固性腹泻;严重的小肠、结肠炎;急性重症胰腺炎的急性期;无法建立肠内营养通路;其他如严重应激状态早期、休克状态等。

【临床特征】

肠内营养符合生理状态,对循环的干扰小;可以改善和维持肠道黏膜细胞结构与功能的完整性,有防止肠道细菌移位的作用;对设备、操作技术的要求低,临床易于管理,费用低廉,减轻患者的负担。

目前常用的肠内营养制剂包括氨基酸型、短肽型及整蛋白型,除口服营养补充(oral nutritional supplement,ONS)外,可经鼻胃管、鼻空肠(十二指肠)管、胃造口、空肠造口等方式给予,营养液的输注方式包括一次性投给、间歇性重力滴注和连续性经泵输注 3 种。

肠内营养的喂养途径包括①口服:意识清楚、吞咽功能正常者可口服。②鼻胃管:适用于胃肠道完整而经口摄食不足者(口咽、食管疾病而难以进食等),由于胃的缓冲作用及容积大,对营养液渗透性的要求不高,而缺点在于易造成鼻、咽及食管损伤。③鼻空肠(十二指肠)管:是指导管尖端位于十二指肠或空肠,适用于短期营养者,主要用于胃动力障碍、胃瘘、幽门梗阻、急性胰腺炎的 EN 治疗等,禁用于远端肠梗阻等。④胃造口:适用于需长期肠内营养者,包括意识障碍、食管癌肿等患者,但原发性胃病、严重反流者不适合选择此方法,常见的并发症有反流、皮肤感染、胃内容物漏出等。⑤空肠造口:适用于需长期肠内营养者,可避免反流与误吸,并可同时实行胃肠减压,因此尤其适用于十二指肠或胰腺疾病者。但易引起各种并发症,如穿孔、出血、局部感染、肠梗阻、肠壁坏死及肠瘘等。

营养液的输注方式:一次性投给多用于胃造瘘需长期家庭 EN 的患者;目前多主张通过重力滴注或连续性经泵12~24 小时输注肠内营养液,从低浓度、低剂量、低速度开始。通常肠内营养的起始浓度为 8%~10%,容量为 500ml/d;维持浓度为 20%~25%,容量为 2 000~2 500ml/d;最大浓度为 25%,容量为 3 000ml/d。随后再逐渐增加营养液的浓度、滴注速度和投给剂量,若能在 3~5 天内达到维持剂量,即说明胃肠道能完全耐受这种肠内营养。

肠内营养是一种简便、安全、有效的营养支持方式,但如果使用不当,也会发生一些并发症,临床常见的包括机械性并发症、胃肠道并发症、代谢性及感染性并发症。机械性并发症与喂养管的质地、粗细以及置管方法和部位有关，主要包括鼻、咽及食管损伤，喂养管堵塞，喂养管拔除困难，造口并发症等。胃肠道并发症是 EN 支持治疗中最常见的并发症，也是影响 EN 实施的主要因素，主要表现为腹胀、腹泻、肠痉挛、恶心、呕吐、便秘等。肠内营养的代谢性并发症常与营养制剂的质量、管理、监护等相关，主要包括水、电解质及酸碱代谢异常，糖代谢异常，微量元素异常，维生素及必需脂肪酸缺乏，肝功能异常。肠内营养相关的感染性并发症主要包括营养液的误吸和污染 2 个方面。营养液误吸主要表现为吸入性肺炎，原因包括床头未抬高、胃排空延迟或胃潴留、患者有高危因素(如体弱、昏迷、神经肌肉疾患等)，可通过输注中床头抬高 30°~45°、改用胃造口或空肠造口等方式有效避免或缓解其发生。营养液污染的可能原因包括配制过程污染、输液器械不清洁、储存温度过高、储存时间过长、患者口腔不清洁等。因此，在肠内营养制剂的使用过程中应严格遵守无菌配制原则，已打开的制剂室温下 12 小时内一般不会有细菌生长，冰箱(4℃下)可保存 24 小时，建议输注时间 <8 小时。

【治疗原则】

肠内营养配方的选择需要考虑以下几个方面的因素：①根据患者的营养及代谢情况估算营养需要量，提供 30~35kcal/(kg·d)(1kcal ≈ 4.19kJ)的非蛋白热量较为理想，其中 15%~40% 的非蛋白热量可由脂肪乳剂提供，热氮比一般为(100~150)∶1；②根据患者的胃肠道状态选择合适的营养配方，胃肠道功能正常者可予以整蛋白型，功能障碍者可选择要素型；③注意蛋白质变应性及患者的脂肪吸收情况、乳糖耐受性；④根据投给途径选择配方，如经鼻胃管至胃的营养液对配方的浓度要求不高，而投至小肠的营养液最好选用等渗配方。

常用的肠内营养制剂见表 5-8。

表 5-8　常用的肠内营养制剂

商品名	类型	剂型	规格	能量密度	标准配制渗透浓度/(mOsm/L)	组成成分	特点	适应证	禁忌证
维沃(Vivonex)	氨基酸型	粉剂	80.4g/包	1kcal/ml(配制成300ml水)	630	氨基酸,热源,微量元素,维生素,脂质;热量几乎全部来自碳水化合物;热氮比为175:1	无渣,低脂,无乳糖及麦胶成分,口感差,不经消化即可吸收	胃肠功能障碍及重症代谢障碍,不能耐受蛋白肽及整蛋白者	肠道完全梗阻,高血糖倾向,肾衰竭末行血液透析者
百普力(Peptisorb Liquid)	短肽型	乳剂	500ml/瓶	1kcal/ml	470	麦芽糊精,乳清蛋白水解物,植物油,维生素,矿物质,微量元素等,无膳食纤维	无渣,低脂,低乳糖,无麦胶成分,口感差	胃肠功能障碍及重症代谢障碍,或急性胰腺炎恢复期,脂肪代谢障碍者,术前肠道准备,短肠综合征,糖尿病者	胃肠道功能完全衰竭,完全性小肠梗阻,严重腹腔内感染,顽固性腹泻需要肠道休息者

续表

商品名	类型	剂型	规格	能量密度	标准配制渗透浓度 / (mOsm/L)	组成成分	特点	适应证	禁忌证
安素（Ensure）	整蛋白型	粉剂	400g/罐（按100g）	4.5kcal/g	321	酪蛋白及大豆蛋白,水解玉米淀粉和蔗糖,玉米油等,无膳食纤维	少渣,无乳糖及麦胶成分	经口摄入不足,存在胃肠道功能或部分功能患者	EN使用禁忌证者
能全力（Nutrison Multi Fibre）	整蛋白型	混悬液	500ml/瓶	1.0或1.5kcal/ml	250或300	麦芽糊精,酪蛋白,植物油,矿物质,维生素等,含多种纤维素成分	有利于调节炎症及免疫功能	糖尿病者,不适用于半乳糖血症患者	胃肠道功能衰竭,完全性小肠梗阻,严重的腹腔内感染,顽固性腹泻需要肠道休息者

续表

商品名	类型	剂型	规格	能量密度	标准配制渗透浓度/(mOsm/L)	组成成分	特点	适应证	禁忌证
瑞代 (Fresubin Diabetes)	整蛋白型	乳剂	500ml/瓶	0.9kcal/ml	320	碳水化合物:蛋白质:脂肪为53:15:32，碳水化合物主要为木薯淀粉和谷物淀粉，含膳食纤维	低钠，低胆固醇，不含乳糖，低血糖指数	糖尿病者，存在胃肠道功能或部分功能患者	EN使用禁忌证者
瑞能 (Supportan)	整蛋白型	乳剂	200ml/瓶	1.3kcal/ml	350	含胆碱、ω-3脂肪酸，含优质的膳食纤维，丰富的微量元素	低乳糖，具有抗氧化，调节免疫功能及炎症状态的作用	恶性肿瘤患者，及对脂肪或ω-3脂肪酸需要量增加的人群	EN使用禁忌证者

续表

商品名	类型	剂型	规格	能量密度	标准配制渗透浓度/(mOsm/L)	组成成分	特点	适应证	禁忌证
瑞素(Fresubin)	整蛋白型	乳剂	500ml/瓶	1kcal/ml	250	蛋白质、脂肪、碳水化合物及微量元素，无膳食纤维	无渣、低乳糖、低钠、低胆固醇	有营养摄入障碍，但无严重的消化或吸收功能障碍的患者；因不含膳食纤维，故可用于胃肠道管腔狭窄、肠瘘、结肠镜术前准备等需要减少肠内容物的情况	肠梗阻、急性胰腺炎、严重的肝肾功能不全等

续表

商品名	类型	剂型	规格	能量密度	标准配制渗透浓度 / (mOsm/L)	组成成分	特点	适应证	禁忌证
瑞高 (Fresubin 750 MCT)	整蛋白型	乳剂	500ml/瓶	1.5kcal/ml	300	蛋白质,脂肪,碳水化合物及微量元素,无膳食纤维	无渣,含较高比例的中链脂肪酸MCT,含氨酰胺和谷氨酸含量较高,利于肠黏膜屏障维持	需高蛋白,高能量摄入的同时液体摄入量受限者,高分解代谢者	同瑞素

一、炎性肠病的肠内营养支持治疗

【概述】

炎性肠病(IBD)是肠道的非特异性慢性炎症过程,包括克罗恩病(Crohn's disease, CD)和溃疡性结肠炎(ulcerative colitis, UC)。其病因可能与免疫调控、遗传及感染等多种因素有关。CD可累及消化道的任何部位,常见于末段回肠、结肠,病变侵及肠壁全层,可发生出血、梗阻、穿孔、内外瘘等,临床主要表现为右下腹或脐周痛,可有腹泻与便秘交替、畏食、体重下降等。UC多累及结直肠,病变主要在黏膜及黏膜下层,有出血、水肿、糜烂、溃疡等,甚至恶变,临床表现为左下腹痛,可有黏液血便、腹胀、体重减轻等。

【临床特征】

营养不良是IBD最常见的全身症状之一,发生原因为食物摄入不足、肠黏膜丢失增加及吸收不良、活动期患者的高代谢状态、药物治疗对营养代谢产生不良影响等,且多为蛋白质-热量缺乏性营养不良。进食不足,微量元素和维生素缺乏很常见;末段回肠病变等因素的影响常导致维生素 B_{12} 和叶酸缺乏,缺铁性贫血也相当普遍;腹泻亦会造成不同程度的钾、镁、钙和磷丢失。

【治疗原则】

《炎症性肠病营养支持治疗专家共识》推荐对胃肠道有部分功能的IBD患者的营养支持首选EN。IBD患者普遍存在营养不良,因此需常规进行营养风险筛查(营养风险筛查工具2002, NRS-2002),对有营养风险的患者需要进行营养状况评定(患者整体营养状况评估表, PG-SGA),营养支持治疗期间进行疗效评价(氮平衡及机体组成分析等)。重度营养不良、中度营养不良预计营养摄入不足>5

天、营养状况正常但有营养风险（NRS-2002 评分 ≥ 3 分）者，以及合并营养摄入不足、生长发育迟缓或停滞的儿童和青少年患者推荐给予营养支持治疗。儿童和青少年 CD 诱导缓解推荐首选 EN；药物治疗无效或禁忌（如激素无效、不耐受或骨质疏松）的成人活动期 CD 可考虑使用 EN 作为诱导缓解的替代治疗；有手术指征而合并营养不良者，需先纠正营养不良以降低手术风险；不推荐肠内营养进行 UC 的诱导缓解或维持治疗。

按照以下原则制订营养方式：

1. 评估营养供给量　缓解期成人 IBD 的每日总能量需求与普通人群类似，可按照 25~30kcal/(kg·d)（1kcal=4.184kJ）给予，但活动期 IBD 的能量需求增加，高出缓解期 8%~10%。

2. 制剂选择　整蛋白配方、短肽配方或氨基酸单体无明显的疗效差异，肠功能不全患者建议使用要素膳或短肽配方，IBD 活动期患者建议减少膳食纤维的摄入。

3. 营养途径　单一 EN（EEN）或部分 EN（PEN）。EEN 是指完全由 EN 方式提供，不摄入普通饮食，主要应用于诱导疾病缓解；PEN 指在进食的同时补充 EN，推荐量为每日所需能量的 50%，主要用于疾病的维持缓解。鼻胃管为最常用的 EN 方法，建议采取持续泵注的方法进行管饲，喂养从较低速度（25ml/h）开始，并根据患者的耐受程度在 48~72 小时内逐渐增加至目标量。

【推荐处方】

1. CD 活动期患者（以体重 60kg 计算）

处方　短肽类：肠内营养混悬液（SP）（百普力），1 650~2 000ml/d，鼻饲管持续泵入，持续 4~6 周。

2. CD 缓解期患者（以体重 60kg 计算）

处方 1. 在正常饮食的基础上加用短肽类：肠内营养混悬液（SP）（百普力），750~900ml/d，口服或夜间管饲持续泵入。

处方 2. 在正常饮食的基础上加用整蛋白类:肠内营养粉剂(TP)(安素),166~200g/d(按照每 55.8g 加入 200ml 温开水配制),口服或夜间管饲持续泵入。

【注意事项】

积极治疗原发病(参见炎性肠病部分),并注意早期预防营养支持治疗中的并发症;注意补充铁剂、叶酸和维生素 B_{12} 等,并维持水、电解质平衡及微量元素的摄入。

二、肝硬化的肠内营养支持治疗

【概述】

肝硬化是一种由不同病因长期作用于肝脏引起的慢性、进行性、弥漫性肝病的终末阶段,常见病因包括病毒性、酒精性、中毒性和自身免疫性等。按照肝脏病变程度,可分为代偿性及失代偿性肝硬化、肝衰竭。代偿性肝硬化属 Child-Pugh A 级,临床可有轻度的食欲缺乏、恶心、腹胀、消瘦等症状,但无腹水、肝性脑病或上消化道大出血,查体可发现蜘蛛痣、肝掌,肝功能检查仅有轻度异常;失代偿性肝硬化属 Child-Pugh B、C 级,有明显的肝功能异常及失代偿征象,可有腹水、肝性脑病或门静脉高压引起的食管、胃底静脉明显曲张或上消化道大出血;肝衰竭是多种因素引起的严重肝脏损害,出现以凝血功能障碍、黄疸、肝性脑病、腹水等为主要表现的一组临床症候群。

【临床特征】

肝硬化患者可出现碳水化合物、能量、脂肪、氨基酸代谢紊乱,糖原合成及储存减少,糖异生增加,机体对葡萄糖的耐受性降低并伴有胰岛素抵抗;能量代谢从以葡萄糖为主要来源转变为以脂肪为主;肝内的甘油三酯合成与分泌之间的平衡被打破,血浆游离脂肪酸及甘油三酯增高,酮体生成也增加,同时脂肪分解增强;氨基酸代谢异常,主要表现为血浆支链氨基酸下降而芳香族氨基酸水平升高。因此,肝硬化的一个重要并发症是营养不良,主要表现为低蛋白血症,腹水,水、电解质及酸碱平衡失常,血浆氨基酸发生紊乱,血氨升高;严重者合并肝性脑病及肝肾综合征,并伴有微量元素缺乏。

【治疗原则】

推荐采用 NRS-2002 工具对患者进行营养风险筛查,营养风险患者(NRS 评分≥ 3 分)需要进行营养评定,首先进行肝、肾等器官功能评定,其次依据具体情况采用人体组成检查、成像技术检查、握力检查。根据以上营养风险筛查和评定资料,对有营养风险或营养不良者(BMI<18.5kg/m^2 且一般情况差,或 NRS 评分≥ 3 分)进行营养干预。肠内营养可改善肝病患者的临床结局,因此当患者经口服途径难以达到营养需求时,建议予以口服或管饲肠内营养。肠内营养通常推荐整蛋白配方,对腹水患者推荐使用能量密度高的配方,失代偿期患者推荐含支链氨基酸的配方,一般肝性脑病患者不推荐限制蛋白质摄入量,但明显的肝性脑病者需要限制。少量多餐,4~6 餐 /d。营养方案的制订原则如下:

1. 代偿期及失代偿期　能量按照 25~40kcal/(kg·d)计算;蛋白质摄入量在代偿性肝硬化患者为 1.2g/(kg·d),严重营养不良失代偿期患者为 1.5g/(kg·d),肝性脑病患者为 0.5~1.2g/(kg·d)。肝性脑病者推荐增加口服支链氨基酸供给,尽量提供富含植物蛋白及乳清蛋白的氮源;肝功能不全者推荐中 / 长链脂肪乳剂,不超过 1.0g/(kg·d)。

2. 急性肝衰竭　能量按照 25~40kcal/(kg·d)计算;蛋白质或氨基酸的供给量为 0.8~1.2g/(kg·d);建议葡萄糖的供给量为 2~3g/(kg·d),同时监测血糖情况。

3. 肠内营养无法接受或达不到目标量的 60% 时,给予补充性肠外营养。

【推荐处方】

1. 肝硬化代偿期患者(以体重 60kg 计算) 口服加肠内营养补充热量达 1 500~2 400kcal/d,其中蛋白质含量应为 72g。

处方 口服加肠内营养,整蛋白类:肠内营养混悬液(TPF)(能全力),1.0kcal/ml(每 500ml 提供 20g 蛋白质),口服或管饲泵入。

2. 肝硬化失代偿期患者(以体重 60kg 计算) 口服加肠内营养补充热量达 1 500~2 400kcal/d,其中蛋白质含量应为 90g。

处方 1. 口服加肠内营养,整蛋白类:肠内营养混悬液(TPF)(能全力),1.0kcal/ml(每 500ml 提供 20g 蛋白质),口服或管饲泵入。

处方 2. 口服加肠内营养,整蛋白类:肠内营养混悬液(TPF)(能全力),1.5kcal/ml(每 500ml 提供 30g 蛋白质),口服或管饲泵入。

3. 肝性脑病患者(以体重 60kg 计算) 口服加肠内营养补充热量达 1 500~2 400kcal/d,其中蛋白质含量应为 30~72g,同时补充支链氨基酸。

处方 口服加肠内营养,整蛋白类:肠内营养混悬液(TPF)(能全力),1.5kcal/ml(每 500ml 提供 30g 蛋白质),口服或管饲泵入。

4. 急性肝衰竭患者(以体重 60kg 计算) 口服加肠内营养补充热量达 1 500~2 400kcal/d,其中蛋白质含量应为 48~72g,葡萄糖供给量为 120~180g。

处方 口服加肠内营养,整蛋白类:肠内营养混悬液(TPF)(能全力),1.5kcal/ml(每 500ml 提供 30g 蛋白质),口服或管饲泵入。

【注意事项】

积极治疗原发病(参见肝硬化部分),治疗过程中注意高血糖、高血脂、低清蛋白血症等的调控；注意补充多种维生素制剂、微量元素制剂及水分。

三、急性胰腺炎的肠内营养支持治疗

【概述】

急性胰腺炎是多种病因导致胰酶激活作用在胰腺组织后产生的局部炎症反应，临床以急性上腹痛及血淀粉酶或脂肪酶升高为特点，主要病因有胆石症及胆道感染、酒精、胰管梗阻、高甘油三酯血症等因素。按照疾病严重程度可分为急性轻症胰腺炎、中度重症急性胰腺炎、急性重症胰腺炎。

【临床特征】

急性重症胰腺炎时常处于高代谢状态，糖利用障碍，糖异生增加，出现葡萄糖不耐受或胰岛素拮抗；脂肪动员加速，因而出现高脂血症；蛋白质分解增加，出现明显的负氮平衡；促分解代谢激素如儿茶酚胺、胰高血糖素等增加，而促合成激素如胰岛素分泌减少，肝脏的清蛋白合成减少，尤其胃肠道血流不足导致缺血和缺氧、禁食出现的肠内营养物质缺乏导致的肠黏膜屏障受损易发生细菌移位，甚至肠源性感染。以上因素导致营养状况迅速恶化，免疫功能下降，感染率增加，器官系统功能发生障碍，病死率增加。

【治疗原则】

急性轻症胰腺炎患者因无器官功能衰竭，不伴局部并发症，在经禁食水、对症处理后，短期能恢复经口进食，无须肠内营养。

中度胰腺炎禁食5天以内，则无须肠内营养；但若超过5天仍无法自主进食，可予以肠内营养支持。

急性重症胰腺炎早期强调使肠道处于休息状态以避

免刺激胰液分泌,因此肠外营养长期以来作为主要营养方式,但近期研究发现肠内营养可改善肠黏膜通透性、减少细菌移位、降低死亡率,因此经动态 CT 扫描明确胰腺坏死灶局限、炎症减轻、胃肠功能恢复、全身情况稳定的条件下,需早期(24~72 小时内)应用肠内营养。

急性重症胰腺炎的能量补充按照 30~35kcal/(kg·d)计算,蛋白质按照 1~2g/(kg·d)计算;肠内营养尽量选择非要素型制剂以减少对胰腺的刺激作用,随病情好转可逐渐转为整蛋白型;营养途径选择管饲,且当鼻胃管不耐受时尽量选择鼻空肠管(尽量减少对胰腺的刺激性)。必要时,选择肠内营养＋肠外营养方式。

【推荐处方】

急性重症胰腺炎患者(以体重 60kg 计算):

处方 1. 短肽类:肠内营养混悬液(SP)(百普力),1 800~2 100ml/d,鼻饲管持续泵入。

处方 2. 整蛋白类:肠内营养粉剂(TP)(安素),400~466g/d,鼻饲管持续泵入。

【注意事项】

积极治疗原发病(参见急性胰腺炎部分);治疗过程中注意检测血糖、血脂、低清蛋白血症等。

(王 瑞)

第六章

肝脏疾病

第一节 感染性肝病

一、细菌性肝脓肿

【概述】

细菌性肝脓肿(bacterial liver abscess)由化脓性细菌引起,又称化脓性肝脓肿(pyogenic liver abscess,PLA)。引起 PLA 的主要途径是胆道系统感染、门静脉感染、肝动脉感染和邻近感染,胆源性感染是 PLA 最常见的感染途径。还有一些原因不明的称为"隐匿性"肝脓肿,可能与肝内已存在的隐匿性病变有关。最常见的致病菌是肺炎克雷伯菌,其次为大肠埃希菌、金黄色葡萄球菌、肠杆菌属和链球菌。

【临床特征】

1. 病史　细菌性肝脓肿常见于中老年人,患者常有胆道感染或其他全身性细菌感染性疾病、糖尿病、恶性肿瘤等合并症。

2. 症状　起病急骤,患者主要表现为:

(1)寒战、高热:是最常见的症状,常表现为骤起的高热,体温可达 39~40℃。

(2)肝区疼痛:患者常呈持续性钝痛、胀痛;若疾病向横膈或胸部等周围播散,也可出现胸痛、右肩放射痛、腹肌紧张等表现。

（3）全身症状：主要包括畏食、乏力、恶心、呕吐、体重减轻等。

（4）严重时可出现脓毒症的表现。

3. 体征　肝区压痛、叩击痛和肝大最常见，部分患者出现黄疸、腹水；其中，发热、黄疸和肝大是细菌性肝脓肿的经典三联征，但仅<10%的患者会出现该表现。

4. 影像学和实验室检查　白细胞计数和中性粒细胞百分比明显升高，肝功能血清氨基转移酶升高；血培养或脓液培养可明确病原菌种类；B超可作为首选检查，超声造影可表现为"黑洞征"；X线检查可见肝阴影增大，可伴有反应性胸腔积液；CT、MRI有助于明确脓肿的位置、大小和数目。

5. 并发症　脓毒症及相关并发症，包括休克、急性呼吸窘迫综合征和肾衰竭等是细菌性肝脓肿的最严重的并发症；此外，脓肿向周围播散可以引起膈下脓肿、脓胸、支气管胸膜瘘、支气管瘘、腹膜炎等周围感染；值得一提的是，肺炎克雷伯菌导致的肝脓肿常发生血行转移性感染，患者常表现为脑膜炎、脑脓肿和肺炎等。

6. 预后　目前的临床研究中，细菌性肝脓肿患者的死亡率通常在10%~30%，但未经治疗的患者死亡率可达到100%，脓毒症为死亡的主要原因。与预后不良有关的因素主要有患者的年龄偏大、检出菌血症和存在多种合并症。

【治疗原则】

总体原则为：①全身早期、足量、合理使用抗生素治疗；②全身对症支持治疗；③外科引流或手术治疗。

抗生素是主要的药物治疗手段，应尽早、足量开始经验性抗菌治疗；主要选用覆盖革兰氏阴性菌、微需氧菌和厌氧菌的广谱药物，如青霉素类、头孢菌素类、甲硝唑等，而后应根据病原学诊断及时调整用药；给药方式为一日数次经静脉给药，后期可改为口服。

全身支持治疗主要包括给予充分的营养，纠正水、电解质失衡和强机体抵抗能力。

【推荐处方】

处方 1. 疑似胆源性感染时,初始阶段的经验性用药:

0.9% 氯化钠注射液 100ml 氨苄西林钠　1~2g	静脉滴注,4 次 /d, 疗程为 14 天。
或　0.9% 氯化钠注射液　100ml 　　硫酸庆大霉素　80mg	静脉滴注,3 次 /d, 疗程为 14 天。
或　0.9% 氯化钠注射液 500ml 　　甲硝唑　1g	首次静脉滴注。
0.9% 氯化钠注射液 250ml 甲硝唑　500mg	静脉滴注,3 次 /d, 疗程为 14 天。

处方 2. 疑似结肠来源感染时,初始阶段的经验性用药(第三代头孢菌素对应肠道杆菌):

0.9% 氯化钠注射液 100ml 头孢曲松钠　1~2g	静脉滴注,1 次 /d, 疗程为 14 天。
0.9% 氯化钠注射液 500ml 甲硝唑　1g	首次静脉滴注。
0.9% 氯化钠注射液 250ml 甲硝唑　500mg	静脉滴注,3 次 /d, 疗程为 14 天。

处方 3. 存在肺炎克雷伯菌感染时的用药:

0.9% 氯化钠注射液 100ml 美罗培南　500mg	静脉滴注,每 8 小时 1 次,疗程为 14 天。

处方 4.

0.9% 氯化钠　100ml 头孢曲松　1g	静脉滴注,2 次 /d。

甲硝唑,250mg,静脉滴注,2 次 /d,疗程为 14 天。

处方 5. 以革兰氏阳性球菌为主者选青霉素类或第二代头孢菌素类联合甲硝唑或替硝唑:

甲硝唑或替硝唑,100ml,静脉滴注,2 次 /d。

联合青霉素(皮试阴性),800 万 ~2 000 万 U/d,静脉滴注。

　　或

0.9% 氯化钠注射液　100ml 哌拉西林他唑巴坦　4.5g	静脉滴注,每 8 小时 1 次。
0.9% 氯化钠注射液 100ml 头孢呋辛　0.75g	静脉滴注,每 8 小时 1 次,疗程 14 天。

处方 6. 以革兰氏阴性球菌为主者选氟喹诺酮类或青霉素类或第三代头孢菌素或氨基糖苷类联合甲硝唑或替硝唑:

甲硝唑或替硝唑,100ml,静脉滴注,2 次 /d。

联合

0.9% 氯化钠注射液 250ml 左氧氟沙星　0.5g	静脉滴注,1 次 /d,疗程为 14 天。
或	
0.9% 氯化钠注射液 100ml 氨苄西林　3.0g	静脉滴注,2 次 /d,疗程为 14 天。
或	
5% 葡萄糖注射液　100ml 阿米卡星　0.4g	静脉滴注,1 次 /d,疗程为 10 天。
或	
0.9% 氯化钠注射液 100ml 头孢哌酮　2.0g	静脉滴注,每 8 小时 1 次,疗程为 14 天。

【注意事项】

对于 β- 内酰胺类抗生素,使用前务必详细询问过敏史并进行皮肤过敏试验;甲硝唑可能使尿液呈深红色,若患者原有肝功能异常,应适当减少剂量,严密监控肝功能及血药浓度;氨基糖苷类药物应用需要注意耳、肾毒性。

上述处方皆针对成年人(70kg),若为儿童患者,应按照药品说明书要求根据体重换算相应剂量。

二、阿米巴性肝脓肿

【概述】

阿米巴性肝脓肿(amebic liver abscess)是溶组织内阿

米巴(*E.histolytica*)经门静脉到达肝脏并引起实质细胞液化坏死,进而形成"假性脓肿(pseudo abscess)"的原虫感染性疾病。阿米巴性肝脓肿是肠外阿米巴肠病中最常见的。阿米巴肝病右叶多于左叶(4:1)。需要特别注意的是,部分阿米巴性肝脓肿患者可无阿米巴痢疾的病史。

【临床特征】

1. 病史   并非全部患者曾有过阿米巴肠炎的病史,仅不到 10% 的患者中同时出现阿米巴性肝脓肿与阿米巴性结肠炎;此外,青年人发病多于儿童和老年人,男性多于女性;同时应特别注意患者近期是否有在流行地区的居住史或疫水、疫源接触史。

2. 症状   与脓肿的大小、位置、病程和有无并发症有关;起病大多缓慢,急性期短暂,不及时治疗则转为较长时间的慢性期。主要临床表现为:

(1)发热:体温在 38~39℃,热型不规则,常表现为逐渐升高;若为持续慢性脓肿,则体温可正常或仅低热。

(2)肝区疼痛:呈持续性钝痛,深呼吸、咳嗽时以及体位变更时加剧,夜间疼痛常更明显。可因脓肿解剖位置的不同而产生邻近部位的刺激症状,如右肩放射痛、右侧胸痛、右上腹痛和右腰痛等。

(3)全身症状:主要包括恶心、呕吐、畏食、体重减轻、全身不适等。

3. 体征   主要为肝大,可见局限性隆起;右侧反应性胸膜炎的体征常见,如胸膜摩擦音等;黄疸、腹膜刺激征或心包摩擦感是少见的体征。

4. 影像学和实验室检查   血清学试验检测阿米巴抗体是最重要的检查手段,在阿米巴性肝脓肿患者中的阳性率可高达 95%~100%;此外,大多患者存在白细胞增高、血沉增快、ALP 升高等表现。B 超、CT、MRI 有助于确定病损的位置、大小和数目。

5. 并发症   脓肿发生破裂并播散是最常见的并发症。

破裂的脓肿侵入胸腔可导致阿米巴脓胸、肺脓肿、肝支气管瘘，侵入心包导致心包炎、心力衰竭，侵入腹腔可导致腹水和腹膜炎。继发细菌性感染常由医源性原因造成，如经皮穿刺抽吸。此外，一些罕见的综合征包括急性肝衰竭、胆道出血、布加综合征等。

6. 预后 阿米巴性肝脓肿是一种可以有效治愈的疾病。未发生并发症的患者，其死亡率 <1%；病情迁延以致发生脓肿破裂是死亡率增高的主要原因，若脓肿破入胸腹腔，患者的死亡率约为 20%；若破入心包，则预后不良。

【治疗原则】

总的治疗原则如下：①高度怀疑则早期治疗；②积极隔离，切断传播；③营养支持，对症治疗；④以药物治疗为核心，辅以外科治疗。具体来说，抗阿米巴药物治疗是最重要的治疗手段，大多数患者仅需药物治疗便可治愈；此外，一旦临床高度怀疑阿米巴性肝脓肿，可在血清学试验结果证实诊断前即开始用药；穿刺抽吸及引流仅推荐用于重症、药物治疗无应答或可能出现并发症的患者，外科引流目前少用。

目前的一线抗阿米巴药物治疗方案主要使用以下几种口服药物中的 1 种，见表 6-1。

表 6-1 常用的抗阿米巴药物

药名	规格 /mg	治疗剂量 /mg	疗程 / 日
甲硝唑	200	600~800/ 次，3 次 /d	20
替硝唑	250	2 000/ 次，1 次 /d	3~5
氯喹	250	1 000/ 次，1 次 /d	2（冲击）
		500/ 次，1 次 /d	21（维持）

大多数患者对于上述药物疗法应答迅速，常在 48~72 小时内出现退热、症状减轻；在上述疗程结束后，为根除肠

道内的阿米巴慢性感染,还应该继以 1 个疗程的肠腔型阿米巴杀灭剂。常用药物见表 6-2。

表 6-2　常用的肠腔型阿米巴杀灭剂

药名	规格 /mg	治疗剂量 /mg	疗程 / 日
二氯尼特	500	500/ 次,3 次 /d	10
双碘喹啉	200	400~800/ 次,3~4 次 /d	10
巴龙霉素	250	500/ 次,3 次 /d	7

【推荐处方】

处方 1. 甲硝唑片,1 800~2 400mg/d,口服,3 次 /d;二氯尼特片,1 500mg/d,口服,3 次 /d。

处方 2. 替硝唑胶囊,2 000mg/d,口服,1 次 /d;双碘喹啉片,2 400mg/d,口服,3 次 /d。

处方 3. 磷酸氯喹片,1 000mg/d,口服,1 次 /d,连服 2 日后,改为 500mg/d,口服,1 次 /d;硫酸巴龙霉素片,1 500mg/d,口服,3 次 /d。

处方 4. 甲硝唑片,0.6~0.8g,口服,3 次 /d×10 日(必要时用 3~4 周)。

或　0.5% 甲硝唑注射液,0.5g,静脉滴注,2 次 /d×5~10 日(首剂 0.75g)。

处方 5. 替硝唑片,口服,1~2 次 /d,连用 3 日,必要时延长至 5~10 日。

处方 6. 氯喹片,0.5g,口服,2 次 /d×20 日;或 0.25g,2 次 /d×20 日(最初 2 日剂量加倍)。

处方 7. 二氯尼特片,0.5g,3 次 /d×10 日。

【注意事项】

甲硝唑片可使尿液呈深红色,原有肝功能损害的患者应减少剂量。替硝唑胶囊的不良反应较少且大多轻微。

磷酸氯喹片可以导致畸形,视力、听力不可逆性损害,窦房结抑制、药物性精神病、再生障碍性贫血等严重不良反应,在孕妇、肝肾功能不全、心脏病、多形红斑、白癜风及精神病患者中均应慎用。二氯尼特片可杀灭包囊,防止复发,可与甲硝唑联合使用。双碘喹啉片禁用于对碘过敏、甲状腺功能异常者。使用氯喹时应注意个别患者可出现精神症状、神经性耳聋、视力障碍、心律失常和心搏骤停等严重副作用。巴龙霉素作为一种氨基糖苷类抗生素,与链霉素等同类药物存在交叉过敏反应,也可能引起耳、肾毒性,使用时注意定期检测。

三、肝结核

【概述】

肝结核(hepatic tuberculosis)是肺外结核中罕见的一型,其基本病理改变为肉芽肿形成,与结核病的一般特征相符;依据病理改变可分为5型:粟粒型、结节型、脓肿型、胆管型和浆膜型。其发病过程隐匿,缺乏特异性的临床表现或影像学特征,患者很少表现出肝病常见的临床症状,也可能没有任何活动性肺结核或其他结核病的病史,因此易漏诊、误诊。

【临床特征】

1. 病史　青壮年居多,患者多因体检发现肝占位或合并其他常见的肝外结核感染就诊。

2. 症状　无特异性症状,肝区隐痛或腹痛较常见。部分患者可表现为无症状;可伴有不同程度的发热、乏力、盗汗等结核中毒症状;肝区不适,纳差,体重减轻。

3. 体征　肝大、肝区触痛较常见,可能出现黄疸、脾大、腹水等。

4. 实验室检查　可能出现的非特异性表现有肝功能异常、低蛋白血症、结核菌素试验阳性、贫血、白细胞增高等。

5. 影像学检查　B超、CT、MRI显示肝脏占位性病变,但缺乏特异性,难以与其他占位性病变相鉴别;PPD 阳性有助于诊断。

综上所述,当发生以下情况时,应当综合考虑肝结核的诊断:①长期低热、乏力、夜间盗汗、肝区不适、肝大或触及结节,少数可能有黄疸;特别注意中青年男性。②实验室检查发现肝功能异常、结核菌素试验阳性、贫血、血沉增快等。③发现肝外结核病灶。④影像学检查提示肝占位,但患者无肝病史及肝病症状。⑤诊断性抗结核有效。

【治疗原则】

肝结核的治疗手段主要包括以下部分:

1. 抗结核药治疗　是肝结核乃至各类结核病的核心治疗手段,其治疗原则遵循国际公认的结核病化疗的一般原则,即早期、联合、适量、规律、全程。疗程为 6~9 个月。

2. 一般治疗　包括营养支持、免疫调节、保肝等。

【推荐处方】

详见结核性腹膜炎部分。

【注意事项】

结核化疗药物均对肝脏存在不同程度的毒副作用,加之肝结核患者本身就可能存在肝功能异常,故必须在治疗过程中检测患者肝功能的变化;若治疗中发生较大的损害,应及时调整用药,特别是减少肝毒性药物的剂量,加用保肝药或停药。

(朱红伟)

第二节　病毒性肝炎

【概述】

病毒性肝炎是由多种肝炎病毒引起的,以肝脏损害为主的一组全身性传染病。按照病原学分类,目前有甲型肝炎、乙型肝炎、丙型肝炎、丁型肝炎及戊型肝炎。各类病毒性肝炎的临床表现相似,主要以疲乏、食欲减退、厌油、肝大、肝功能异常为主,部分病例也会出现黄疸。甲型肝炎和戊型肝炎主要通过粪 - 口途径传播,主要表现为急性肝炎;乙型肝炎、丙型肝炎和丁型肝炎主要经血液、体液等胃肠外途径传播,大部分患者呈现慢性感染,少数病例可以发展为肝硬化和肝细胞癌。

【临床特征】

不同类型的病毒性肝炎的临床表现具有共同性,根据其临床进展和表现,可以分为急性肝炎(包括急性黄疸型肝炎、急性无黄疸型肝炎 2 种)、慢性肝炎(包括轻、中、重 3 度)、重型肝炎(包括急性、亚急性、慢性 3 型)、淤胆型肝炎和肝炎后肝硬化。潜伏期为甲型肝炎 2~6 周,乙型肝炎 1~6 个月,丙型肝炎 2 周 ~6 个月,丁型肝炎 4~20 周,戊型肝炎 2~9 周。

1. 症状

(1)急性肝炎:各型肝炎病毒均可引起,其中甲型肝炎和戊型肝炎不会转为慢性,成年患者中 10%~40% 的乙型肝炎、50%~85% 的丙型肝炎、70% 的丁型肝炎转为慢性。

1)急性黄疸型肝炎:①黄疸前期主要是全身乏力、食欲减退、恶心、厌油、腹胀、肝区疼痛、尿色加深。其中甲型肝炎和戊型肝炎起病较急,约 80% 的患者会表现出畏寒、发热;乙型肝炎、丙型肝炎和丁型肝炎仅少数出现发热。②黄疸期发热消退,尿黄加深,皮肤和巩膜出现黄染,肝大。③恢复期症状消失,黄疸消退,肝脏恢复正常大小。

2)急性无黄疸型肝炎:主要表现为全身乏力、食欲减退、恶心、腹胀、肝区疼痛、肝大、肝区有轻压痛和叩痛等,无黄疸表现。

(2)慢性肝炎:急性肝炎的病程超过半年,或原有乙型肝炎、丙型肝炎、丁型肝炎或 HBsAg 携带患者再次因同一病原体出现肝炎的症状、体征或肝功能异常者称为慢性肝炎。主要分为轻、中、重 3 度。

1）轻度：主要表现为乏力、头晕、食欲减退、厌油、尿黄、肝区不适、睡眠不佳、肝大等。

2）中度：介于轻度与重度之间。

3）重度：主要表现为乏力、食欲差、腹胀、尿黄、便溏、伴有肝病面容、黄疸、蜘蛛痣、脾大等症状，临床症状明显，持续存在。

（3）重型肝炎：是最严重的病毒性肝炎类型，所有肝炎病毒均可以引起重型肝炎，但甲型、丙型较少见。

1）急性重型肝炎：以急性黄疸型肝炎起病，进展迅速，2 周内出现极度乏力、严重的消化道症状、神经精神症状（Ⅱ度以上的肝性脑病）等。患者的黄疸急剧加重，出现胆酶分离等。

2）亚急性重型肝炎：15 天 ~24 周出现极度乏力、食欲减退、频繁呕吐、腹胀等中毒症状，黄疸进行性加深，出现腹胀、肝性脑病等。晚期可出现脑水肿、消化道出血、感染、电解质紊乱等难治性并发症。

3）慢性重型肝炎：临床表现同亚急性重型肝炎。

（4）淤胆型肝炎：又称为毛细胆管炎型肝炎，表现为肝内淤胆。起病类似于急性黄疸型肝炎，黄疸较深，持续 3 周以上。

（5）肝炎后肝硬化：根据肝组织病理和临床表现分为代偿性肝硬化和失代偿性肝硬化。代偿性肝硬化是早期肝硬化，可有门静脉高压，无肝性脑病、腹水、上消化道大出血等表现；失代偿性肝硬化是中、晚期肝硬化，有明显的肝功能异常和失代偿征象，可以出现肝性脑病、腹水、门静脉高压引起的食管 - 胃底静脉曲张破裂出血。

2. 预后

（1）急性肝炎：多在 3 个月内临床康复。甲型肝炎的预后良好；乙型肝炎大部分完全康复，10%~40% 转为慢性或病毒携带；丙型肝炎 50%~85% 转为慢性或病毒携带；丁型肝炎重叠乙型肝炎病毒感染时 70% 转为慢性;戊型肝炎的病死率为 1%~5%,妊娠后期合并戊型肝炎的病死率为 10%~40%。

(2)慢性肝炎:轻度慢性肝炎的预后良好;重度慢性肝炎的预后较差,80% 的患者在 5 年内发展为肝硬化,少部分转为肝细胞癌;中度慢性肝炎的预后介于两者中间。

(3)重型肝炎:预后不良,病死率为 50%~70%。急性重型肝炎存活者的远期预后较好,一般不发展为肝硬化和慢性肝炎;亚急性重型肝炎存活者多数转为肝硬化或慢性肝炎;慢性重型肝炎的病死率可达 80% 以上,存活者的病情可多次反复。

(4)淤胆型肝炎:急性患者的预后较好,一般可以康复;慢性患者的预后较差,容易发展为胆汁性肝硬化。

(5)肝炎后肝硬化:静止性肝硬化可较长时间维持生命,活动性肝硬化患者的预后不良。

【治疗原则】

病毒性肝炎的治疗应该根据不同的病毒类型、临床表现和组织学损害区别对待。目前病毒性肝炎的治疗主要包括一般治疗、药物治疗和特殊治疗等。

1. 一般治疗　充分休息、合理饮食、心理辅导、补充营养素、避免饮酒、维持电解质平衡等。

2. 药物治疗　改善恢复肝功能药、免疫调节剂、抗纤维化药、抗病毒药等(表 6-3)。

3. 特殊治疗　人工肝、肝移植等。

表 6-3　常用的治疗病毒性肝炎的药物

药物	用法	注意事项
保肝药		
异甘草酸镁注射液	100~200mg,静脉滴注,1 次 /d	定期测血压、血钾、血钠

续表

药物	用法	注意事项
注射用甘草酸二铵	150mg,静脉滴注,1 次 /d	定期测血压、血钾、血钠
注射用还原型谷胱甘肽	轻症:0.3~0.6g,肌内注射或静脉滴注,1~2 次 /d;重症:0.6~1.2g,肌内注射或静脉滴注,1~2 次 /d	
还原型谷胱甘肽片	400mg,口服,3 次 /d	
葡醛内酯片	100~200mg,口服,3 次 /d	
多烯磷脂酰胆碱注射液	232.5~930mg,缓慢静脉注射或静脉滴注,1 次 /d	不能超量
多烯磷脂酰胆碱胶囊	456mg,口服,3 次 /d	不能超量
免疫调节剂		
胸腺肽 α_1	1.6mg,皮下注射,2 次 /w	接受免疫抑制剂治疗的患者禁用
抗肝纤维化		
干扰素 γ	前 3 个月:100 万 IU,皮下注射或肌内注射,1 次 /d;后 6 个月:100 万 IU,皮下注射或肌内注射,1 次 /2d	
抗病毒治疗		
干扰素 α	按照说明使用	
聚乙二醇干扰素 α	180μg,1 次 /w,共 48 周	监测血常规、肝肾功能,注意精神神经系统副作用
恩替卡韦	0.5mg,口服,1 次 /d	肾功能不全者建议减量

续表

药物	用法	注意事项
拉米夫定	0.1g,口服,1 次 /d	
替比夫定	600mg,口服,1 次 /d	肾功能不全者建议调整剂量
阿德福韦酯	10mg,口服,1 次 /d	肾功能不全者建议减量
替诺福韦酯	300mg,口服,1 次 /d	
单磷酸阿糖腺苷	前 5 天 10mg/kg,分 2 次肌内注射;后减半,疗程为 1 个月	

一、甲型肝炎

【概述】

甲型肝炎简称甲肝,是由甲型肝炎病毒(HAV)引起的以肝脏炎症病变为主的传染病。主要通过粪 - 口途径传播。任何年龄均可患本病,但主要为儿童和青少年。成人甲型肝炎的临床症状一般较儿童重。冬、春季节常是甲型肝炎发病的高峰期。本病的病程呈自限性,无慢性化,引起急性重型肝炎者极少见。随着灭活疫苗在全世界的使用,甲型肝炎的流行已得到有效控制。

【临床特征】

临床上以疲乏、食欲减退、肝大、肝功能异常为主要表现,部分病例出现黄疸,主要表现为急性肝炎,无症状感染者常见。

【治疗原则】

甲型肝炎是自限性疾病,治疗以一般治疗及支持治疗为主,辅以适当的药物,避免饮酒、疲劳和使用损肝药物。

急性黄疸型肝炎宜住院隔离治疗。

【推荐处方】

处方 1. 保肝药:还原型谷胱甘肽片,400mg,口服,3 次/d。

处方 2. 退黄药:泼尼松片,40~60mg,口服,1 次/d。

【注意事项】

强调早期卧床休息,至症状明显减退,可逐步增加活动,以不感到疲劳为原则。

二、乙型肝炎

【概述】

乙型肝炎简称乙肝,是由乙型肝炎病毒(HBV)引起的以肝脏病变为主的一种传染病。主要以血液、体液等胃肠外途径传播。部分患者可有黄疸、发热和肝大伴有肝功能损害。有些患者可慢性化,甚至发展成肝硬化,少数可发展为肝癌。

【临床特征】

临床上以食欲减退、恶心、上腹不适、肝区疼痛、乏力为主要表现。

【治疗原则】

最大限度地长期抑制乙型肝炎病毒复制,减轻肝细胞炎性坏死及肝纤维化,延缓和减少肝衰竭、肝硬化失代偿、肝癌及其他并发症的发生,从而改善生活质量和延长生存时间。在治疗过程中,对于部分适合的患者应尽可能追求慢性乙型肝炎的临床治愈,即停止治疗后持续的病毒学应答、HBsAg 消失,并伴有 GPT 复常和肝脏组织病变改善。

【推荐处方】

1. HBeAg 阳性或阴性慢性乙型肝炎

处方 1. 抗病毒药：恩替卡韦分散片，0.5mg，口服，1 次 /d。

处方 2. 抗病毒药：替诺福韦酯，300mg，口服，1 次 /d。

处方 3. 抗病毒药：聚乙二醇干扰素 α，180μg，腹部注射或皮下注射，1 次 /w。

2. 代偿性和失代偿性乙型肝炎肝硬化

处方 1. 抗病毒药：恩替卡韦分散片，0.5mg，口服，1 次 /d。

处方 2. 抗病毒药：替诺福韦酯，300mg，口服，1 次 /d。

【注意事项】

1. 对于 HBeAg 阳性慢性乙型肝炎患者，多重核苷（酸）类药物的总疗程建议至少 4 年，干扰素 α 和聚乙二醇干扰素的推荐疗程为 1 年。强调早期卧床休息，至症状明显减退，可逐步增加活动，以不感到疲劳为原则。

2. 对于 HBeAg 阴性慢性乙型肝炎患者，干扰素 α 和聚乙二醇干扰素的推荐疗程为 1 年。若经过 12 周治疗未发生 HBsAg 定量下降，且 HBV-DNA 较基线下降 <2log10，建议停用干扰素，改用多重核苷（酸）类药物治疗。

3. 干扰素有导致肝衰竭等并发症的可能性，因此禁用于失代偿性肝硬化患者，对于代偿性肝硬化患者也应慎用。

三、丙型肝炎

【概述】

丙型肝炎简称丙肝，是由丙型肝炎病毒（HCV）引起的以肝脏病变为主的一种传染病。主要经血液传播，包括输血、针刺、非一次性注射器、侵袭性操作等。丙型肝炎呈全球性流行，可导致肝脏慢性炎性坏死和纤维化，部分患者可发展为肝硬化甚至肝细胞癌（HCC）。

【临床特征】

急性丙型肝炎主要表现为恶心，食欲下降，全身无力，尿黄、眼黄等；慢性丙型肝炎的症状较轻，表现为肝炎的常见症状,如容易疲劳、食欲欠佳、腹胀等,也可以无任何自觉症状。

【治疗原则】

抗病毒治疗的目标是清除 HCV,获得治愈,清除或减轻 HCV 的相关肝损害,逆转肝纤维化,阻止进展为肝硬化、失代偿性肝硬化、肝衰竭或肝癌(HCC),提高患者的长期生存率与生活质量,预防 HCV 传播。

【推荐处方】

1. 急性丙型肝炎

处方　抗病毒治疗:聚乙二醇干扰素 α,180μg,腹部注射或皮下注射,1 次 /w。

2. 慢性丙型肝炎

处方 1. PR 方案:聚乙二醇干扰素 α,180μg,腹部注射或皮下注射,1 次 /w;加利巴韦林,800mg/d,口服,分 3~4 次。

处方 2. 直接抗病毒药(DAA)方案:DAAs+PR,在 PR 方案的基础上增加 DAA,目前已有药物见表 6-4。

表 6-4　2015 年美国、欧盟及部分亚太国家
批准上市的治疗丙型肝炎的药物

类别	药名	规格	使用剂量
NS3/4 蛋白酶抑制剂	simeprevir	150mg,胶囊	1 粒,1 次 /d(早上服用)
NS3/4 蛋白酶抑制剂	asunaprevir	100mg,软胶囊	1 粒,2 次 /d(早、晚用)
NS5A 抑制剂	daclatasvir	30 或 60mg,片剂	1 粒,1 次 /d(早上服用)
NS5B 聚合酶核苷类似物抑制剂	sofosbuvir	400mg,片剂	1 粒,1 次 /d(早上服用)

初治以及既往 PR 治疗失败的无肝硬化患者的治疗方案见表 6-5。

表 6-5 初治以及既往 PR 治疗失败的无肝硬化患者的治疗方案

治疗方案	基因 1a 型	基因 1b 型	基因 2 型	基因 3 型	基因 4 型	基因 5/6 型
Peg-IFNα 和 RBV	48 或 72 周（按照初治和经治 RGT）		24 或 48 周	24 或 48 周	48 或 72 周	48 或 72 周
Peg-IFNα、RBV 和 simeprevir	12 周。初治/复发再治疗 12 周（总疗程 24 周）；既往部分应答或无应答者另治疗 36 周（总疗程为 48 周）		不适用	不适用	12 周。初治/复发再应用 Peg-IFNα 和利巴韦林另治疗 12 周（总疗程 24 周）；既往部分应答或无应答者另治疗 36 周（总疗程为 48 周）	不适用
Peg-IFNα、RBV 和 sofosbuvir	12 周		12 周	12 周	12 周	12 周
sofosbuvir 和 RBV	不推荐		12 周	24 周	不适用	不适用
sofosbuvir 和 ledipasvir	8~12 周不联合 RBV		不适用	不适用	12 周不联合 RBV	12 周不联合 RBV

续表

治疗方案	基因Ia型	基因Ib型	基因2型	基因3型	基因4型	基因5/6型
ritonavir-paritaprevir, ombitasvir 和 dasabuvir	12周联合RBV	12周不联合RBV	不适用	不适用	不适用	不适用
ritonavir-paritaprevir 和 ombitasvir	不适用		不适用	不适用	12周联合RBV	不适用
roofisbuvir 和 simeprevir	12周不联合RBV		不适用	不适用	12周不联合RBV	不适用
sofosbuvir 和 daclatasvir	12周不联合RBV		12周联合RBV	12周不联合RBV	12周不联合RBV	12周不联合RBV
daclatasvir 和 asunaprevir	不适用	24周不联合RBV	不适用	不适用	不适用	不适用

注：Peg-IFN 为聚乙二醇干扰素；RBV 为利巴韦林。

初治以及既往 PR 治疗失败的肝硬化患者的治疗方案见表 6-6。

表 6-6　初治以及既往 PR 治疗失败的肝硬化患者的治疗方案

治疗方案	基因 I a 型	基因 I b 型	基因 2 型	基因 3 型	基因 4 型	基因 5/6 型
Peg-IFNα、RBV 和 simeprevir	12 周。初治 / 复发再应用 Peg-IFNα 和利巴韦林另治疗 12 周 (总疗程为 24 周);既往部分应答或无应答者另治疗 36 周 (总疗程为 48 周)	12 周。初治 / 复发再应用 Peg-IFNα 和利巴韦林另治疗 12 周 (总疗程为 24 周);既往部分应答或无应答者另治疗 36 周 (总疗程为 48 周)	不适用	不适用	12 周。初治 / 复发再应用 Peg-IFNα 和利巴韦林另治疗 12 周 (总疗程为 24 周);既往部分应答或无应答者另治疗 36 周 (总疗程为 48 周)	不适用
Peg-IFNα、RBV 和 sofosbuvir	12 周	12 周	12 周	12 周	12 周	12 周
sofosbuvir 和 RBV	不适用	不适用	16-20 周	不适用	不适用	不适用
sofosbuvir 和 ledipasvir	12 周联合 RBV,或 24 周不联合 RBV (有疗效预测不佳的因素)	12 周联合 RBV,或 24 周不联合 RBV (有疗效预测不佳的因素)	不适用	不适用	12 周联合 RBV,或 24 周不联合 RBV (有疗效预测不佳的因素)	12 周联合 RBV,或 24 周联合 RBV

续表

治疗方案	基因 I a 型	基因 I b 型	基因 2 型	基因 3 型	基因 4 型	基因 5/6 型
ritonavir-paritaparevir, ombitasvir 和 dasabuvir	12 周联合 RBV	12 周联合 RBV	不适用	不适用	不适用	不适用
ritonavir-paritaparevir 和 ombitasvir	不适用		不适用	不适用	24 周联合 RBV	不适用
sofosbuvir 和 simeprevir	12 周联合 RBV,或 24 周不联合 RBV	12 周联合 RBV,或 24 周不联合 RBV	不适用	不适用	12 周联合 RBV,或 24 周不联合 RBV	不适用
sofosbuvir 和 daclatasvir	12 周联合 RBV,或 24 周不联合 RBV	12 周联合 RBV,或 24 周不联合 RBV	12 周不联合 RBV	24 周联合 RBV	12 周联合 RBV,或 24 周不联合 RBV	
daclatasvir 和 asunaprevir	不适用	24 周不联合 RBV	不适用	不适用	不适用	不适用

注:Peg-IFN 为聚乙二醇干扰素;RBV 为利巴韦林。

【注意事项】

1. 不同的 HCV 基因型患者采用的 DAA 治疗方案和疗程不同,因此患者用 DAA 抗病毒治疗前一定要检测 HCV 基因型,甚至针对基因 1 型患者需要区分是 1a 型还是 1b 型。

2. 治疗时需要注意聚乙二醇干扰素 α 和利巴韦林的禁忌证。

四、丁型肝炎

【概述】

丁型肝炎是由丁型肝炎病毒(HDV)与乙型肝炎病毒等嗜肝 DNA 病毒共同引起的传染病。重型肝炎和慢性肝病者的 HDV 感染率先明显高于无症状 HBsAg 携带者。主要通过输血和血液制品传播,与乙型肝炎的传播方式相似。HDV 与 HBV 重叠感染后,可促使肝损害加重,并易发展为慢性活动性肝炎、肝硬化和重型肝炎。

【临床特征】

人感染 HDV 后,其临床表现决定于原有的 HBV 感染状态。HDV 与 HBV 同时感染见于既往无 HDV 感染,现同时感染 HDV 与 HBV 者,表现与急性丁型肝炎、急性乙型肝炎相似。HDV 与 HBV 重叠感染多见于慢性 HBV 感染者,临床表现多样,可似急性肝炎,也可为慢性肝炎、重型肝炎。

【治疗原则】

对 HDV 感染尚无有效的治疗方法,关键在于预防。临床以护肝对症治疗为主。抗病毒药如干扰素等主要是干扰 HBV-DNA 的合成,对 HDV-RNA 的合成无抑制作用。

【推荐处方】

同乙型肝炎的治疗。

五、戊型肝炎

【概述】

戊型肝炎简称戊肝,是由戊型肝炎病毒(HEV)感染导致的急性传染病。主要传播途径是粪-口途径,通过饮用被污染的水和食用被污染的食物而感染,食用不当烹煮的动物组织或内脏也可能导致食源性戊型肝炎,常引起暴发流行,近年来散发病例持续上升。发病具有明显的季节性,多见于雨季或洪水之后;发病人群以青壮年为主,孕妇的易感性较高、病情重且病死率高;无家庭聚集现象。

【临床特征】

近期内出现的、持续几天以上但无其他原因可解释的症状,如乏力、纳差(食欲缺乏)、恶心、呕吐、上腹不适、肝区疼痛、腹胀、腹泻等。部分患者可有轻度肝大、触痛和叩击痛,尿色逐渐加深。

【治疗原则】

戊型肝炎尚无特异性的治疗药物及方法,治疗原则是根据患者的病情轻重、临床类型、合并症及组织学损害区别对待。戊型肝炎为自限性疾病,一般无须抗病毒治疗,可酌情应用一些保肝药,但应避免滥用。

【推荐处方】

处方1.保肝药:还原型谷胱甘肽片,400mg,口服,3次/d。
处方2.退黄药:泼尼松片,40~60mg,口服,1次/d。

【注意事项】

1. 妊娠特别是晚期妊娠合并戊型肝炎、老年戊型肝炎、慢性肝病合并戊型肝炎、乙型肝炎或丙型肝炎重叠感染 HEV 者有较高的肝衰竭发生率和病死率,在临床治疗中应对这类患者高度重视,监测、护理和治疗措施应强于普通戊型肝炎患者。

2. 预防本病的重点是切断粪-口途径传播,因此要加强水源和粪便管理,改善供水条件,搞好环境卫生和个人卫生,对于戊型肝炎患者应适当隔离。

(杨振誉)

第三节 药源性肝病

【概述】

药源性肝病(drug-induced liver disease,DILD)是指在使用某种或几种药物后,由药物本身或者其代谢产物引起的肝损伤。按照发病机制可分为固有型和特异质型;按照病程可分为急性和慢性;按照受损靶细胞类型可分为肝细胞损伤型、胆汁淤积型、混合型和肝血管损伤型。

【临床特征】

急性 DILD 的临床表现通常无特异性。潜伏期可短至1至数日,长则达数月之久。多数患者可无明显症状,仅有肝脏生化指标不同程度的升高。慢性 DILD 在临床上可表现为慢性肝炎、肝纤维化、代偿性和失代偿性肝硬化、自身免疫性肝炎样 DILD、慢性肝内胆汁淤积和胆管消失综合征等。

1. 症状 常见症状有恶心、乏力、食欲减退、厌油、肝区胀痛及上腹不适等消化道症状。淤胆明显者可有全身皮肤黄染、大便颜色变浅和瘙痒等。少数患者可有发热、皮疹,甚至关节酸痛等过敏表现。

2. 体征　发热、皮疹、肝大、肝区叩痛,甚至慢性肝病的体征。

3. 实验室检查　多数 DILD 患者的血常规无明显改变,过敏体质患者可能会出现嗜酸性粒细胞增高。血清 GPT、ALP、GGT 和 TBil 等改变是目前判断是否存在肝损伤和诊断 DILD 的主要实验室指标。血清 TBil 升高、白蛋白水平降低和凝血功能下降均提示肝损伤较重。

4. 影像学检查　急性 DILD 患者超声显示肝脏多无明显改变或仅有轻度肿大。药物性肝衰竭患者可出现肝脏体积缩小。少数慢性 DILD 患者可有肝硬化、脾大和门静脉内径扩大等影像学表现,肝内外胆道通常无明显扩张。

DILD 的诊断属排他性诊断。首先要确认存在肝损伤,其次排除其他肝病,再通过因果关系评估(RUCAM 因果关系评估量表,表 6-7)来确定肝损伤与可疑药物的相关程度。

表 6-7　RUCAM 因果关系评估量表[①]

药物:　初始 GPT:　初始 ALP:

R 值 = [GPT/ULN]/ [ALP/ULN] =

肝损伤类型:肝细胞损伤型($R \geqslant 5.0$)、胆汁淤积型($R \leqslant 2.0$)、混合型($2.0<R<5.0$)

	肝细胞损伤型		胆汁淤积型或混合型		评价
1. 用药至发病的时间					
	初次用药	再次用药	初次用药	再次用药	计分
◦ 从用药开始					
● 提示	5~90 天	1~15 天	5~90 天	1~90 天	+2
● 可疑	<5 天或 >9 天	>15 天	<5 天或 >90 天	>90 天	+1
◦ 从停药开始					
● 可疑	≤ 15 天	≤ 15 天	≤ 30 天	≤ 30 天	+1

注:若肝损伤出现在开始服药前,或停药后 >15 天(肝细胞损伤型)或 >30 天(胆汁淤积型),则应考虑肝损伤与药物无关,不应继续进行 RUCAM 评分

续表

2. 病程	GPT 的变化	ALP(或 TBil)的变化	
○ 停药后			
● 高度提示	8 天内下降 ≥ 50%	不适用	+3
● 提示	30 天内下降 ≥ 50%	180 天内下降 ≥ 50%	+2
● 可疑	不适用	180 天内下降 <50%	+1
● 无结论	无资料或 30 天后下降 ≥ 50%	不变、上升或无资料	0
● 与药物作用相反	30 天后下降 <50% 或再次升高	不适用	−2
○ 若继续用药			
● 无结论	所有情况	所有情况	0
3. 危险因素	酒精	酒精或妊娠(任意 1 种)	
○ 饮酒或妊娠	有	有	+1
	无	无	0
○ 年龄	≥ 55 岁	≥ 55 岁	+1
	<55 岁	<55 岁	0

4. 伴随用药

○ 无伴随用药,或无资料,或伴随用药至发病时间不相符合	0
○ 伴随用药至发病时间相符合	−1
○ 伴随用药已知有肝毒性,且至发病时间提示或相符合	−2
○ 伴随用药的肝损伤证据明确(再刺激反应呈阳性,或与肝损伤明确相关并有典型的警示标志)	−3

5. 除外其他肝损伤原因

第 I 组(6 种病因)[②]	● 排除组 I 和组 II 中的所有病因	+2
○ 急性甲型肝炎(抗 -HAV-IgM ＋) 或		
HBV 感染(HBsAg 和 / 或抗 -HBc-IgM＋]或		
HCV 感染(抗 -HCV ＋和 / 或 HCV-RNA＋,伴有相应的临床病史)		

续表

。胆道梗阻(影像学检查证实)	• 排除组Ⅰ中的所有病因	+1
。酒精中毒(有过量饮酒史且AST/GPT≥2)	• 排除组Ⅰ中的4或5种病因	0
。近期有低血压、休克或肝脏缺血史(发作2周以内)	• 排除组Ⅰ中的少于4种病因	-2
第Ⅱ组(2类病因)③	• 非药物性因素高度可能	-3
。合并AIH、脓毒症、慢性乙型肝炎或丙型肝炎、原发性胆汁性肝硬化(PBC)或原发性硬化性胆管炎(PSC)等基础疾病,或临床特征及血清学和病毒学检测提示急性CMV、EBV或单纯疱疹病毒感染		
6. 药物既往肝损伤信息		
。肝损伤反应已在产品介绍中标明		+2
。肝损伤反应未在产品介绍中标明,但曾有报道		+1
。肝损伤反应未知		0
7. 再用药反应		
。阳性	再次单用该药后GPT升高2倍	再次单用该药后ALP(或TBil)升高2倍	+3
。可疑	再次联用该药和曾同时应用的其他药物后,GPT升高2倍	再次联用该药和曾同时应用的其他药物后,ALP(或TBil)升高2倍	+1
。阴性	再次单用该药后GPT升高,但低于ULN	再次单用该药后ALP(或TBil)升高,但低于ULN	-2
。未做或无法判断	其他情况	其他情况	0

注:①总分意义判定:>8为极可能;6~8为很可能;3~5为可能;1~2为不太可能;≤0为可排除。②在我国也应特别注意排除急性戊型肝炎,因此本项计分标准尚待今后完善。③也应注意排除IgG4胆管炎。

【治疗原则】

1. 及时停用可疑的肝损伤药物,尽量避免再次使用可疑或同类药物。

2. 应充分权衡停药引起原发病进展和继续用药导致肝损伤加重的风险。

3. 根据 DILD 的临床类型选用适当的药物治疗。

4. ALF/SALF(急性或亚急性肝功能衰竭)等重症患者必要时可考虑紧急肝移植。

【推荐处方】

处方 1. 10% 葡萄糖注射液　250ml 乙酰半胱氨酸注射液 50~150mg/(kg·d)	静脉滴注,疗程至少 3 天。
处方 2. 5% 葡萄糖注射液 /0.9% 氯化钠注射液　100/250ml 异甘草酸镁注射液　0.1/0.2g	静脉滴注, 1 次 /d。

处方 3. 双环醇片,25~50mg,口服,3 次 /d。

处方 4. 甘草酸二铵肠溶胶囊,150mg,口服,3 次 /d。

或　5% 葡萄糖注射液　250ml 　　甘草酸二铵注射液　150mg	静脉滴注, 1 次 /d。
或　5% 葡萄糖注射液 /0.9% 　　氯化钠注射液　100/250ml 　　复方甘草酸苷注射液　40~120ml	静脉滴注, 1 次 /d。

处方 5. 水飞蓟素胶囊 / 片,140mg,口服,2 或 3 次 /d。

处方 6. 熊去氧胆酸胶囊,10mg/(kg·d),口服。

或　熊去氧胆酸片,8~10mg/(kg·d),口服,早、晚进餐时分次给予。

处方 7. 10% 葡萄糖注射液　250ml 注射用丁二磺酸腺苷蛋氨酸 0.5~1.0g	静脉滴注, 1 次 /d。

【注意事项】

1. 不推荐 2 种以上的保肝抗炎药物联合应用,也不推荐预防性用药来减少 DILI 的发生。

2. 对于儿童药物性 ALF/SALF,暂不推荐应用乙酰半胱氨酸。

3. 甘草酸二铵具有类固醇样作用,可引起水钠潴留,所有有严重的低钾血症、高钠血症、高血压、心力衰竭、肾衰竭患者禁用,应定期测血压和血清钾、钠浓度;孕妇禁用。

4. 熊去氧胆酸禁用于孕妇、重症肝炎及胆管阻塞者。

(羊媛苑)

第四节　酒精性肝病

【概述】

酒精性肝病是由于长期大量饮酒导致的中毒性肝损伤,初期通常表现为肝细胞脂肪变性,进而可发展成酒精性肝炎、肝纤维化和肝硬化,严重酗酒时可诱发广泛肝细胞坏死,甚至肝衰竭。

【临床特征】

有长期饮酒史,一般超过 5 年;或 2 周内有大量饮酒史。症状一般与饮酒的量和酗酒的时间长短有关,许多患者可在长时间内无症状。

1. 症状与体征

(1)酒精性脂肪肝

1)常见症状:无症状或症状轻微,可有右上腹胀痛、食欲减退、乏力等症状。

2)体征:有不同程度的肝大。

(2)酒精性肝炎

1)常见症状:常发生在近期大量饮酒后,出现全身不适、食欲减退、恶心、呕吐、乏力、腹泻、肝区疼痛等症状;也可无症状或症状轻微,可有右上腹胀痛、食欲减退、乏力等症状。

2)体征:低热、黄疸、肝大并有触痛。严重者可并发急性肝衰竭的表现。

(3)酒精性肝硬化:以门静脉高压为主要表现,可伴有其他器官慢性酒精中毒的临床表现。

2. 血清学 血清谷草转氨酶(GOT)、谷丙转氨酶(GPT)、谷氨酰转肽酶(GGT)、总胆红素(TBil)、凝血酶原时间(PT)、平均血细胞比容(MCV)和缺糖转铁蛋白(CDT)等指标水平升高。其中 GOT/GPT>2、GGT 水平升高、MCV 升高为酒精性肝病的特点。

3. 影像学

(1)超声:具备以下 3 项中的 2 项者为弥漫性脂肪肝。①肝脏近场回声弥漫性增强,回声强于肾脏;②肝脏远场回声逐渐衰减;③肝内管道结构显示不清。

(2)CT 诊断:弥漫性肝脏密度降低,肝脏与脾脏的 CT 值之比 ≤ 1。

【治疗原则】

戒酒和营养支持,减轻酒精性肝病的严重程度,改善已存在的继发性营养不良和对症治疗酒精性肝硬化及其并发症。

1. 戒酒 完全戒酒是酒精性肝病的最主要和最基本的治疗措施。

2. 营养支持 在戒酒的基础上提供高蛋白、低脂饮食,并注意补充维生素 B、维生素 C、维生素 K 及叶酸。但如有肝性脑病的表现时应限制蛋白质的摄入量。

3. 药物治疗

(1)糖皮质激素可改善重症酒精性肝炎患者的 28 天生存率,但对 90 天及半年生存率的改善效果不明显。

(2)美他多辛可加速酒精从血清中清除,有助于改善酒精中毒症状、酒精依赖以及行为异常。

(3)抗炎保肝,如 S- 腺苷蛋氨酸、多烯磷脂酰胆碱、甘草酸制剂、水飞蓟素类和还原型谷胱甘肽、双环醇等药物。

4. 肝移植 酒精性肝硬化患者需积极防治并发症,在戒酒 3~6 个月后可考虑肝移植治疗终末期肝病。

【推荐处方】

处方 1. 5% 葡萄糖注射液   250ml | 静脉滴注,
氢化泼尼松注射液   30~40mg | 1 次 /d。
或 5% 葡萄糖注射液   250ml | 静脉滴注,
　　甲泼尼龙   24mg | 1 次 /d。

处方 2. 美他多辛片,0.5g,口服,2 次 /d;或美他多辛胶囊,0.5g,口服,2 次 /d。
或 0.9% 氯化钠注射液   500ml | 静脉滴注,
　　美他多辛注射液   0.9g | 单次给药。

处方 3. 10% 葡萄糖注射液   250ml | 静脉滴注,
注射用丁二磺酸腺苷蛋氨酸   0.5~1.0g | 1 次 /d。

处方 4. 多烯磷脂酰胆碱胶囊,456mg,口服,3 次 /d。
或 10%/5% 葡萄糖注射液   250ml | 静脉滴注,
　　多烯磷脂酰胆碱注射液 | 1 次 /d。
　　465~930mg

处方 5. 甘草酸二铵肠溶胶囊,150mg,口服,3 次 /d。
或 10% 葡萄糖注射液   250ml | 静脉滴注,
　　甘草酸二铵注射液   150mg | 1 次 /d。
或 5% 葡萄糖 /0.9% 氯化钠 | 静脉滴注,
　　注射液   100/250ml | 1 次 /d。
　　复方甘草酸苷注射液   40~120ml

处方 6. 水飞蓟素胶囊,140mg,口服,2 或 3 次 /d;或水飞蓟素片,70~140mg,口服,3 次 /d。

处方 7. 0.9% 氯化钠注射液 / | 静脉滴注,
5% 葡萄糖注射液   100/250ml | 1 次 /d。
注射用还原型谷胱甘肽   1.2~2.4g

或　还原型谷胱甘肽片,400mg,口服,3 次 /d。

处方 8. 双环醇片,25~50mg,口服,3 次 /d。

【注意事项】

1. 不宜同时应用多种抗炎保肝药,以免加重肝脏负担及因药物间相互作用而引起不良反应。

2. 甘草酸二铵具有类固醇样作用,可引起水钠潴留,所有有严重的低钾血症、高钠血症、高血压、心力衰竭、肾衰竭患者禁用,应定期测血压和血清钾、钠浓度;孕妇禁用。

(羊媛苑)

第五节　非酒精性脂肪性肝病

【概述】

非酒精性脂肪性肝病(non-alcoholic fatty liver disease,NAFLD)是一种与胰岛素抵抗和遗传易感密切相关的代谢应激性肝损伤,是以弥漫性肝细胞大泡性脂肪变为主要特征的临床病理综合征,包括非酒精性肝脂肪变、非酒精性脂肪性肝炎(non-alcoholic steatohepatitis,NASH)、肝硬化和肝细胞癌。

【临床特征】

非酒精性脂肪性肝病起病隐匿,发病缓慢,常无症状;发展至肝硬化失代偿期则其临床表现与其他原因所致的肝硬化相似。

1. 常见症状　乏力、轻度右上腹不适、肝区隐痛或上腹胀痛等非特异性症状;严重的脂肪性肝炎可出现黄疸、纳差、恶心、呕吐等症状。

2. 体征　肝大。

3. 影像学　B 超下的脂肪肝特点为肝脏前场回声增

强("明亮肝")、远场回声衰减,肝内管道结构显示不清楚。

4. 预后 约15%的单纯性脂肪性肝病如不干预治疗,会转变成脂肪性肝炎,少数患者甚至进展为肝硬化、肝衰竭或肝癌。

【治疗原则】

1. 首要目标为减肥和改善胰岛素抵抗,预防和治疗代谢综合征、2型糖尿病(T2DM)及其相关并发症,从而减轻疾病负担、改善患者的生活质量并延长寿命。

2. 次要目标为减少肝脏脂肪沉积,避免因"附加打击"而导致NASH和慢加急性肝衰竭。

3. 对于NASH和脂肪性肝纤维化患者还需阻止肝病进展,减少肝硬化、肝细胞癌及其并发症的发生。

【推荐处方】

处方1. 水飞蓟素胶囊,140mg,口服,2或3次/d;或水飞蓟素片,70~140mg,口服,3次/d。

处方2. 双环醇片,25~50mg,口服,3次/d。

处方3. 多烯磷脂酰胆碱胶囊,556mg,口服,3次/d。

或 10%/5% 葡萄糖注射液 250ml │ 静脉滴注,
多烯磷脂酰胆碱注射液 465~930mg │ 1次/d。

处方4. 甘草酸二铵肠溶胶囊,150mg,口服,3次/d。

或 10% 葡萄糖注射液 250ml │ 静脉滴注,
甘草酸二铵注射液 150mg │ 1次/d。

处方5. 0.9% 氯化钠注射液 / │ 静脉滴注,
5% 葡萄糖注射液 100/250ml │ 1次/d。
注射用还原型谷胱甘肽 1.2~2.4g │

或 还原型谷胱甘肽片,400mg,口服,3次/d。

处方6. 10% 葡萄糖注射液 250ml │ 静脉滴注,
注射用丁二磺酸腺苷蛋氨酸 0.5~1.0g │ 1次/d。

处方7. 熊去氧胆酸胶囊,10mg/(kg·d),口服。

或 熊去氧胆酸片,8~10mg/(kg·d),口服,早、晚进餐时分次给予。

【注意事项】

1. 建议选择 1 种保肝药，连续使用 1 年以上。如果用药 6 个月血清氨基转移酶仍无明显下降，则建议改用其他保肝药。

2. 甘草酸二铵具有类固醇样作用，可引起水钠潴留，所有有严重的低钾血症、高钠血症、高血压、心力衰竭、肾衰竭患者禁用，应定期测血压和血清钾、钠浓度；孕妇禁用。

3. 熊去氧胆酸禁用于孕妇、重症肝炎及胆管阻塞者。

（羊媛苑）

第六节　自身免疫性肝病

一、自身免疫性肝炎

【概述】

自身免疫性肝炎（autoimmune hepatitis, AIH）是一种由针对肝细胞的自身免疫反应所介导的肝脏实质炎症，以血清自身抗体阳性、高免疫球蛋白 G（IgG）和 / 或 γ- 球蛋白血症、肝组织学上存在界面性肝炎为特点，如不治疗常可导致肝硬化、肝衰竭。本病多见于女性，男、女比例约为 1：4。任何年龄均可发病，但大部分患者的年龄 >40 岁。

【临床特征】

AIH 的临床表现多样，大多数 AIH 患者起病隐匿，一般表现为慢性肝病。10%~20% 的患者没有明显症状，仅在体检时意外发现血清氨基转移酶水平升高。

1. 常见症状　嗜睡、乏力、全身不适等。约 1/3 的患者诊断时已存在肝硬化的表现,少数患者以食管 - 胃底静脉曲张破裂出血引起的呕血、黑粪为首发症状。少部分患者可伴发热症状。

2. 体征　肝大、脾大、腹水等体征,偶见周围性水肿。

AIH 常合并其他器官或系统性自身免疫病,如桥本甲状腺炎(10%~23%)、糖尿病(7%~9%)、炎性肠病(2%~8%)、类风湿关节炎(2%~5%)、干燥综合征(1%~4%)、银屑病(3%)和系统性红斑狼疮(1%~2%)等。

临床上如遇到不明原因的肝功能异常和 / 或肝硬化的任何年龄、性别的患者,均应考虑 AIH 的可能性。2008 年IAIHG 提出 AIH 简化诊断积分系统(表 6-8)。

表 6-8　AIH 简化诊断积分系统

变量	标准	分值	备注
ANA 或 ASMA	≥ 1∶40	1 分	相当于我国常用的 ANA 1∶100 的最低滴度
ANA 或 ASMA	≥ 1∶80	2 分	多项同时出现时最多 2 分
LKM-1	≥ 1∶40	2 分	
SLA/LP 阳性	阳性		
IgG	>ULN	1 分	
	>1.10 × ULN	2 分	
肝组织学	符合 AIH	1 分	界面性肝炎、汇管区和小叶内淋巴 - 浆细胞浸润、肝细胞玫瑰样花环以及穿入现象被认为是特征性的肝组织学改变,4 项中具备 3 项为典型表现
	典型 AIH 的表现	2 分	
排除病毒性肝炎	是	2 分	
		≥ 6 分	AIH 可能
		≥ 7 分	确诊 AIH

【治疗原则】

AIH 治疗的总体目标是获得肝组织学缓解、防止肝纤维化的发展和肝衰竭的发生，延长患者的生存期和提高患者的生活质量。所有活动性 AIH 患者均应接受免疫抑制剂治疗，并可根据疾病活动度调整治疗方案和药物剂量。

1. 泼尼松（龙）和硫唑嘌呤联合治疗　联合治疗特别适用于存在下述情况的 AIH 患者，如绝经后妇女、骨质疏松、脆性糖尿病、肥胖、痤疮、情绪不稳及高血压患者。

2. 泼尼松（龙）单药治疗　单药治疗适用于合并血细胞减少、巯基嘌呤甲基转移酶功能缺陷、妊娠或拟妊娠、并发恶性肿瘤的 AIH 患者。已有肝硬化表现者多选择泼尼松（龙）单药治疗并酌情减少药物剂量。疑似 AIH 患者也可以泼尼松（龙）单药试验性治疗。

3. 其他替代药物　布地奈德（budesonide）、吗替麦考酚酯（MMF）等。

4. 疗程和停药指征　免疫抑制剂治疗建议维持 3 年以上，或获得生物化学缓解后至少 2 年。除完全生物化学应答外，停用免疫抑制剂的指征包括肝内组织学恢复正常、无任何炎症活动表现。

5. 肝移植　AIH 患者如出现终末期肝病或急性肝衰竭等情况需考虑进行肝移植术。

【推荐处方】

处方 1. 诱导缓解治疗：泼尼松（龙），30mg/d 1 周、20mg/d 2 周、15mg/d 4 周，泼尼松（龙）的剂量低于 15mg/d 时，建议以 2.5mg/d 的幅度渐减至维持剂量（5~10mg/d）；维持治疗：泼尼松（龙）5~10mg/d+ 硫唑嘌呤 50mg/d 或硫唑嘌呤 50mg/d 单药。

处方 2. 泼尼松（龙），初始剂量为 40~60mg/d，并于 4 周内逐渐减量至 15~20mg/d。

处方 3. 布地奈德，3mg，2 或 3 次 /d；联合硫唑嘌呤，

1~2mg/（kg·d）。

处方 4. 泼尼松（龙），0.5~1mg/（kg·d），以 5mg/w 的幅度减量，剂量低于 15mg/d 时，建议以 2.5mg/d 的幅度渐减至维持剂量（5~10mg/d），同时吗替麦考酚酯的初始剂量 1g/d 在 20 天后逐级增加至 1.5~2g/d。

【注意事项】

1. 长期使用糖皮质激素可出现明显的不良反应，包括"库欣体征"（满月脸、痤疮、水牛背、向心性肥胖等）、骨质疏松（脊柱压缩性骨折和股骨头缺血性坏死等骨病）、2 型糖尿病、白内障、高血压病、感染（包括结核）、精神疾病等。

2. 硫唑嘌呤最常见的不良反应是血细胞减少，用药的前 3 个月应严密监测血常规。如发现血白细胞快速下降或白细胞 $<3.5 \times 10^9/L$，需紧急停用硫唑嘌呤。硫唑嘌呤的其他不良反应包括肝内胆汁淤积、静脉闭塞性疾病、胰腺炎、严重的恶心和呕吐、皮疹等。

3. 以下人群不推荐使用硫唑嘌呤：基础状态下已存在血细胞减少（白细胞 $<3.5 \times 10^9/L$ 或血小板 $<50 \times 10^9/L$）、恶性肿瘤、已知巯基嘌呤甲基转移酶功能缺陷等。

4. 糖皮质激素的减量应遵循个体化原则，可根据血清生物化学指标和 IgG 水平改善情况进行适当调整，如患者改善明显可较快减量，而疗效不明显时可在原剂量上维持 2~4 周。伴黄疸的 AIH 患者可先以糖皮质激素改善病情，待 TBil 显著下降后再考虑加用硫唑嘌呤联合治疗。

5. MMF 的不良反应主要包括白细胞减少症、骨髓抑制、感觉异常、恶心和淋巴组织增生性疾病。MMF 在孕妇中禁用，以免导致胎儿畸形。

二、原发性胆汁性肝硬化

【概述】

原发性胆汁性肝硬化（primary biliary cirrhosis，PBC）

是肝内小胆管的慢性、进行性、非化脓性炎症而导致的慢性肝内胆汁淤积性疾病,最终可发展至肝硬化。PBC多见于中老年女性,最常见的临床表现为乏力和皮肤瘙痒。血清抗线粒体抗体(AMA)阳性,特别是AMA-M2亚型阳性对本病诊断具有很高的敏感性和特异性。

【临床特征】

PBC早期患者大多数无明显的临床症状。有研究表明约1/3的患者可长期无任何临床症状,但是大多数无症状的患者会在5年内出现症状。

1. 常见症状　乏力、皮肤瘙痒,部分患者可有右上腹不适。疾病后期可出现肝硬化和门静脉高压的相关症状。

2. 体征　疾病后期可出现肝硬化和门静脉高压的相关体征。

可出现胆汁淤积症的相关表现,包括:①骨病,如骨软化症和骨质疏松;②脂溶性维生素缺乏,出现夜盲、骨量减少、神经系统损害和凝血酶原活力降低等;③高脂血症。

PBC可合并多种自身免疫病,其中以干燥综合征最常见。此外,还包括自身免疫性甲状腺疾病、类风湿关节炎、自身免疫性血小板减少症、溶血性贫血和系统性硬化等。

符合下列3个标准中的2项即可诊断为PBC(A1):①有胆汁淤积的生化证据,如ALP升高;②血清AMA或AMA-M2阳性;③肝脏组织病理学符合PBC。

【治疗原则】

1. 基础治疗　熊去氧胆酸(UDCA)是目前唯一被国际指南均推荐用于治疗PBC的药物。UDCA治疗可改善PBC患者的生物化学指标,延缓疾病进展。

2. UDCA生物化学应答欠佳　目前尚无统一的治疗方案。甲氨蝶呤、吗替麦考酚酯、他汀类药物、水飞蓟素和大剂量UDCA等的疗效均尚未经大样本随机对照临床研究证实。布地奈德、贝特类调血脂药及奥贝胆酸(OCA)可能有效,但仍待进一步研究证明。

3. 其他免疫抑制剂 免疫抑制剂对 PBC 的疗效并不确定,且可能存在药物不良反应。

4. 肝移植 肝移植是治疗终末期 PBC 的唯一有效的方法。PBC 患者肝移植的基本指征为预计存活时间少于 1年者。

5. 症状和伴发症的治疗

(1)皮肤瘙痒:考来烯胺是治疗 PBC 所致的皮肤瘙痒的一线药物。利福平可作为二线用药。阿片受体拮抗剂(如纳洛酮)可作为三线用药。昂丹司琼以及舍曲林也被用于皮肤瘙痒的治疗。对不能控制的顽固性瘙痒可进行肝移植手术。

(2)乏力:目前对于乏力尚无特异性的治疗药物,仅有莫达非尼可一定程度上改善乏力症状。

(3)骨质疏松:建议补充钙及维生素 D 预防骨质疏松。

(4)干燥综合征:合并干燥综合征的患者需注意改变生活习惯和环境,包括停止吸烟、饮酒,避免引起口干的药物,勤漱口、避免口腔念珠菌感染。对于眼干燥症患者可使用人工泪液和环孢素眼膏。

【推荐处方】

处方 1. 熊去氧胆酸胶囊,13~15mg/(kg·d),分次或 1次顿服;或熊去氧胆酸片,13~15mg/(kg·d),分次或 1 次顿服。

处方 2. 伴皮肤瘙痒的患者:

熊去氧胆酸胶囊,13~15mg/(kg·d),分次或 1 次顿服;或熊去氧胆酸片,13~15mg/(kg·d),分次或 1 次顿服。

考来烯胺,4~16g/d,分 3 次于饭前服用或与饮料拌匀服用。

处方 3. 明显乏力的患者:

熊去氧胆酸胶囊,13~15mg/(kg·d),分次或 1 次顿服;或熊去氧胆酸片,13~15mg/(kg·d),分次或 1 次顿服。

莫达非尼,100~200mg/d,口服。

【注意事项】

1. UDCA 的不良反应较少,主要包括腹泻、胃肠道不适、体质量增加、皮疹和瘙痒加重等。UDCA 不推荐在妊娠前及妊娠早期使用。

2. 由于本药影响其他药物(如 UDCA、地高辛、避孕药、甲状腺素)的吸收,故与其他药物的服用时间应间隔4 小时。

3. 莫达非尼的不良反应包括失眠、恶心、头疼、神经紧张。

三、原发性硬化性胆管炎

【概述】

原发性硬化性胆管炎(primary sclerosing cholangitis, PSC)是一种以特发性肝内外胆管炎症和纤维化导致多灶性胆管狭窄为特征、慢性胆汁淤积病变为主要临床表现的自身免疫性肝病。PSC 发病隐匿,一旦出现临床表现后进展率高,易并发导肝硬化、肝衰竭甚至胆管癌,故早期诊断及处理对于患者的预后有重要意义。

【临床特征】

1. 症状　最常见的可能为乏力,其他可能出现的症状及体征包括体质量减轻、瘙痒、黄疸、反复发作的右上腹痛以及肝脾大等。PSC 的并发症包括门静脉高压、脂溶性维生素缺乏症、代谢性骨病等,还可伴有与免疫相关的疾病如甲状腺炎、红斑狼疮、风湿性关节炎、腹膜后纤维化等。

2. 生化改变　主要为胆汁淤积型改变,包括 ALP、GGT 升高,血清氨基转移酶通常正常,某些患者也可升高至 2~3 倍的正常上限;IgG 或 IgM 水平可轻至中度升高。

3. 胆道成像　MRCP 为 PSC 的首选影像学检查方法。其表现主要为局限性或弥漫性胆管狭窄,其间胆管正常或继发性轻度扩张,典型者呈"串珠"状改变;显著狭窄的胆管表现为胆管多处不连续或呈"虚线"状;病变较重时可出现狭窄段融合。小胆管阻塞导致肝内胆管分支减少;其余较大的胆管狭窄、僵硬似"枯树枝"状,称"剪枝征"。肝外胆管病变主要表现为胆管粗细不均,边缘毛糙、欠光滑。

4. 肝脏病理 PSC 的诊断主要依赖影像学,肝活检对于诊断 PSC 是非必需的,但肝活检对于诊断胆道影像学检查无异常的小胆管型 PSC 患者是必需的。PSC 患者肝活检可表现为胆道系统的纤维化改变,后期肝实质细胞可受损。组织学上肝内大胆管的改变与肝外胆管所见相似,胆管纤维化呈节段性分布,狭窄与扩张交替出现;肝内小胆管的典型改变为胆管周围纤维组织增生,呈同心圆性"洋葱皮样"纤维化,但相对少见。

PSC 诊断时需除外其他因素引起的胆汁淤积。

【治疗原则】

1. 药物治疗 熊去氧胆酸(UDCA)是 PSC 的首选治疗药物,小剂量 UDCA 可以改善 PSC 的生化学指标、临床症状和组织学表现。硫唑嘌呤、布地奈德、甲氨蝶呤、泼尼松龙、环孢素、秋水仙碱、他克莫司、吗替麦考酚酯、青霉胺、己酮可可碱等不推荐用于 PSC 的药物治疗。

2. 内镜治疗 ERCP 下球囊扩张术或支架植入术,适用于肝外胆管及肝内大胆管显性狭窄,可减轻皮肤瘙痒和胆管炎等并发症,并对胆管癌进行早期诊断,改善生存状况。

3. 经皮治疗 经皮穿刺胆道造影、扩张胆管或放置支架适用于如果 ERCP 操作失败或无法行 ERCP。

4. 外科治疗 姑息性手术适用于非肝硬化的 PSC 患者,以及肝门或肝外胆管显著狭窄、有明显的胆汁淤积或复发性胆管炎、不能经内镜或经皮扩张者。

5. 肝移植 对于进展至终末期的 PSC 患者,肝移植为唯一有效的治疗方法。肝移植的指征与其他病因导致的肝硬化相似,包括反复食管 - 胃底静脉曲张破裂出血、肝性脑病、顽固性腹水、自发性细菌性腹膜炎和肝肾综合征等并发症经内科处理疗效不佳,终末期肝病模型(MELD)评分 >15 分或 Child-Pugh 积分 >10 分,或符合肝移植标准的合并肝癌的患者。

【推荐处方】

处方　熊去氧胆酸胶囊,13~15mg/(kg·d),分次或 1 次顿服;或熊去氧胆酸片,13~15mg/(kg·d),分次或 1 次顿服。

【注意事项】

UDCA 的不良反应较少,主要包括腹泻、胃肠道不适、体质量增加、皮疹和瘙痒加重等。UDCA 不推荐在妊娠前及妊娠早期使用。

(羊媛苑)

第七节　肝　硬　化

【概述】

肝硬化是临床常见的慢性进行性肝病,是由 1 种或多种病因长期或反复作用形成的弥漫性肝损害。在我国大多数为肝炎后肝硬化,少部分为酒精性肝硬化和血吸虫性肝硬化。病理组织学上有广泛肝细胞坏死、残存肝细胞结节性再生、结缔组织增生与纤维隔形成,导致肝小叶结构破坏和假小叶形成,肝脏逐渐变形、变硬而发展为肝硬化。早期由于肝脏代偿功能较强可无明显症状;后期则以肝功能损害和门静脉高压为主要表现,并有多系统受累;晚期常出现上消化道出血、肝性脑病、继发感染、脾功能亢进、腹水、癌变等并发症。

引起肝硬化的病因很多,可分为病毒性肝炎肝硬化、酒精性肝硬化、代谢性肝硬化、胆汁淤积性肝硬化、肝静脉回流受阻性肝硬化、自身免疫性肝硬化、毒物和药物性肝硬化、营养不良性肝硬化、隐源性肝硬化等。

【临床特征】

1. **代偿期**(一般属 Child-Pugh A 级) 可有肝炎的临床表现,亦可隐匿起病。可有轻度乏力、腹胀、肝脾轻度大、轻度黄疸、肝掌、蜘蛛痣。

2. **失代偿期**(一般属 Child-Pugh B、C 级) 有肝功损害及门静脉高压症候群。

(1)全身症状:乏力、消瘦、面色晦暗、尿少、下肢水肿。

(2)消化道症状:食欲减退、腹胀、胃肠功能紊乱,甚至吸收不良综合征;肝源性糖尿病,可出现多尿、多食等症状。

(3)出血倾向及贫血:齿龈出血、鼻出血、紫癜、贫血。

(4)内分泌障碍:蜘蛛痣、肝掌、皮肤色素沉着、女性月经失调、男性乳房发育、腮腺肿大。

(5)低蛋白血症:双下肢水肿、少尿、腹水、肝源性胸腔积液。

(6)门静脉高压:脾大、脾功能亢进、门脉侧支循环建立、食管-胃底静脉曲张、腹壁静脉曲张。

【治疗原则】

1. 保护或改善肝功能

(1)去除或减轻病因

1)抗 HBV 治疗:复制活跃的 HBV 是肝硬化进展的最重要的危险因素。对于 HBV 肝硬化失代偿,无论 GPT 水平如何,当 HBV-DNA 阳性时,均应给予抗 HBV 治疗。

2)抗 HCV 治疗。

3)针对其他病因进行治疗。

(2)慎用损伤肝脏的药物,避免不必要、疗效不明确的药物,减轻肝脏代谢负担。

(3)维持肠内营养。

(4)保护肝细胞。

2. 门静脉高压的症状及其并发症的治疗

(1)腹水

1)限制钠、水摄入:摄入钠盐 500~800mg/d(氯化钠 1.2~2.0g/d);入水量 <1 000ml/d 左右,如有低钠血症,则应限制在 500ml 以内。

2)利尿:常联合使用留钾及排钾利尿药,螺内酯联合呋塞米(剂量比例约为 100mg∶40mg)。利尿效果不满意时,应酌情配合静脉输注白蛋白。

3)经颈静脉肝内门体静脉分流术(TIPS):建立肝内门体分流,降低门静脉压力,减少或消除由于门静脉高压所致的腹水和食管 - 胃底静脉曲张破裂出血。

4)排放腹水、输注白蛋白提高血浆渗透压。

5)自发性腹膜炎:选用肝毒性小、主要针对 G^- 杆菌并兼顾 G^+ 的抗生素,如头孢哌酮或喹诺酮类药物等;疗效不满意时,根据治疗反应和药敏试验结果进行调整。

(2)食管 - 胃底静脉曲张破裂出血的治疗和预防

1)一级预防:针对已有食管 - 胃底静脉曲张但尚未出血者,包括对因治疗,口服 PPI 或者 H_2RA、非选择性 β 受体拮抗剂及内镜结扎治疗。

2)二级预防:对已发生过出血史者,预防其再次出血。

3. 其他并发症的治疗

(1)感染:自发性细菌性腹膜炎、胆道及肠道感染的抗生素选择遵循广谱、足量、肝肾毒性小的原则,首选第三代头孢菌素如头孢哌酮舒巴坦,其他如氟喹诺酮类、哌拉西林他唑巴坦以及碳青霉烯类抗生素。

(2)门静脉血栓形成

1)抗凝治疗。

2)溶栓治疗。

3)TIPS:适用于血栓形成时间较长、出现机化的患者。

(3)肝硬化低钠血症:初始治疗首先应评估容量状态,并确定低钠血症的潜在原因。低血容量性低钠血症的可使用生理盐水提高血容量,同时去除导致机体发生低钠血症的病因(通常是利尿剂);高血容量性低钠血症的治疗重点在于促进肾脏排出自由水,可予饮水限制,维持利尿剂,并考虑输注白蛋白,推荐使用血管加压素(AVP)受体拮抗剂,如托伐普坦等。

(4)肝性脑病:见肝性脑病部分。

(5)肝肾综合征:见肝肾综合征部分。

(6)肝肺综合征:改善肝损伤、延缓肝硬化;吸氧及高压氧舱治疗可明显改善低氧血症,适用于轻型、早期肝肺综合征。

【推荐处方】

处方 1. 乙型肝炎肝硬化合并门静脉高压及腹水

护肝:

5% 葡萄糖注射液 250ml	静脉滴注,1 次 /d。
还原型谷胱甘肽 1.2g	
5% 葡萄糖注射液 250ml	静脉滴注,1 次 /d。
多烯磷脂酰胆碱 465mg	

抗病毒:

恩替卡韦分散片,0.5mg,口服,1 次 /d。

降低门脉压:

普萘洛尔片,10mg,口服,3 次 /d。

利尿:

螺内酯片,20~40mg,口服,1 次 /d。

呋塞米片,20mg,口服,3 次 /d。

人血白蛋白注射液,10g,静脉滴注,1 次 /d。

通便:

乳果糖,10ml,口服,3 次 /d。

处方 2. 酒精性肝硬化合并食管 - 胃底静脉曲张破裂出血

抑酸:

0.9% 氯化钠注射液 100ml	静脉滴注,1~2 次 /d。
艾司奥美拉唑 40mg	

降低门静脉压：

0.9% 氯化钠注射液　100ml 生长抑素　3mg	静脉滴注，每 12 小时 1 次。

或

0.9% 氯化钠注射液　100ml 奥曲肽　200μg	静脉滴注，每 4~8 小 时 1 次。

处方 3. 肝硬化合并自发性腹膜炎

0.9% 氯化钠注射液　100ml 头孢哌酮他唑巴坦　2.0g	静脉滴注，每 12 小时 1 次。

或

5% 葡萄糖注射液　250ml 莫西沙星　0.4g	静脉滴注，1 次 /d。

【注意事项】

利尿速度不宜过快，以免诱发肝性脑病、肝肾综合征等，长期服用应动态监测肾功能、电解质等指标。

（刘晓明）

第八节　肝性脑病

【概述】

肝性脑病（HE）又称肝性昏迷，是指严重肝病引起的、以代谢紊乱为基础的中枢神经系统功能失调综合征，其主要临床表现是意识障碍、行为失常和昏迷。有急性与慢性肝性脑病之分。

【临床特征】

主要表现为高级神经中枢功能紊乱（如性格改变、智力下降、行为失常、意识障碍等）以及运动和反射异常（如扑翼样震颤、肌阵挛、反射亢进和病理反射等），其临床过程分为以下 5 期。

1. 0 期(潜伏期)　又称轻微肝性脑病,无行为、性格异常,无神经系统病理征,脑电图正常,只在心理测试或智力测试时有轻微异常。

2. 1 期(前驱期)　轻度性格改变和精神异常,如焦虑、欣快激动、淡漠、睡眠倒错、健忘等。可有扑翼样震颤,脑电图多数正常。

3. 2 期(昏迷前期)　嗜睡、行为异常(如衣冠不整或随地大小便),言语不清,书写障碍及定向力障碍。有腱反射亢进、肌张力增高、踝阵挛及 Babinski 征(+)等神经体征,有扑翼样震颤,脑电图有特征性异常。

4. 3 期(昏睡期)　昏睡,但可唤醒,醒时尚能应答,常有神志不清或幻觉,各种神经体征持续或加重,有扑翼样震颤,肌张力高,腱反射亢进,锥体束征常呈阳性,脑电图有异常波形。

5. 4 期(昏迷期)　昏迷,不能唤醒。患者不能合作而无法引出扑翼样震颤。浅昏迷时,腱反射和肌张力仍亢进;深昏迷时,各种反射消失,肌张力降低。脑电图明显异常。

【治疗原则】

1. 及早识别及去除肝性脑病发作的诱因

(1)纠正电解质和酸碱平衡紊乱:低钾性碱中毒是肝硬化患者在进食减少、利尿过度及大量排放腹水后常出现的内环境紊乱。

(2)止血和清除肠道积血:上消化道出血是肝性脑病的重要诱因之一。

(3)预防和控制感染。

(4)慎用镇静药及损伤肝功能的药物:镇静、催眠、镇痛药及麻醉药可诱发肝性脑病。

(5)其他:保持大便通畅,给予乳果糖以保证软便 2~3 次 /d;门体分流对蛋白不能耐受者应避免大量蛋白质饮食;警惕低血糖。

2. 营养支持治疗 目的在于促进机体的合成代谢,抑制分解代谢,保持正氮平衡。

3. 减少肠内氮源性毒物的生成与吸收

(1)清洁肠道:适用于上消化道出血或便秘患者。

(2)乳果糖、乳梨醇肠道酸化。

(3)益生菌制剂调节肠道菌群。

4. 促进体内氮的代谢

(1)门冬氨酸鸟氨酸。

(2)L- 鸟氨酸 -α- 酮戊二酸盐。

(3)谷氨酸钠 / 钾、精氨酸等。

5. 调节神经递质

(1)GABA/BZ 复合受体拮抗剂:氟马西尼可拮抗内源性苯二氮䓬所致的神经抑制。

(2)减少或拮抗假性神经递质:支链氨基酸制剂可竞争性地抑制芳香族氨基酸进入大脑,减少假性神经递质的形成。

6. 基础疾病的治疗

(1)改善肝功能。

(2)阻断肝外门体分流:TIPS 术后引起的肝性脑病多是暂时性的,随着术后肝功能改善、尿量增加及肠道淤血减轻,肝性脑病多呈自限性,很少需要行减小分流道直径的介入术。

(3)人工肝:见肝衰竭部分。

(4)肝移植:见肝衰竭部分。

【推荐处方】

处方 1. 乳果糖,10ml,口服,3 次 /d。

处方 2. 0.9% 氯化钠　250ml 食醋　50ml	灌肠,4 次 /d。
处方 3. 5% 葡萄糖注射液　250ml 门冬氨酸鸟氨酸　20g	静脉滴注, 1 次 /d。

或　　10% 葡萄糖注射液　500ml　　│静脉滴注,
　　　精氨酸　20g　　　　　　　　　│1 次 /d。
　　　维生素 C　2.0g

处方 4. 5% 葡萄糖注射液　250ml　　│静脉注射,
氟马西尼　0.5~1.0mg　　　　　　　　│1 次 /d。

　　　　　　　　　　　　　　　　　　(刘晓明)

第九节　肝 衰 竭

【概述】

肝衰竭是多种因素引起的严重肝脏损害,导致其合成、解毒、排泄和生物转化等功能发生严重障碍或失代偿,进而出现以凝血功能障碍、黄疸、肝性脑病、腹水等为主要表现的一组临床症候群。

【临床特征】

具体临床表现因肝衰竭的不同分类存在一定差异。

1. **急性肝衰竭**　急性起病,2 周内出现 Ⅱ 度及 Ⅱ 度以上的肝性脑病(表现为性格改变、行为异常、精神错乱、意识模糊、睡眠障碍、定向力和理解力减低等)。

2. **亚急性肝衰竭**　起病较急,发病期限为 15 日 ~26 周。除症状、体征与急性肝衰竭相同外,黄疸迅速加深,由于疾病病程延长,各种并发症如腹水、腹腔感染、肝性脑病等的发生率增加,患者会出现腹胀、水肿、意识障碍。诊断上也分为腹水型或脑病型。

3. **慢加急性(亚急性)肝衰竭**　既往有慢性肝病的表现,短期内发生急性或亚急性肝功能失代偿表现,临床症状比急性肝炎起病要重。

4. **慢性肝衰竭**　在肝硬化的基础上,肝功能进行性减退和失代偿,存在凝血功能障碍,有腹水、消化道出血、肝性脑病等各种并发症的表现。

【治疗原则】

1. 一般支持治疗

(1) 卧床休息，减少体力消耗及肝脏负担。

(2) 监测病情：凝血功能、血氨及血液生化检测、动脉血乳酸、内毒素、嗜肝病毒标志物、铜蓝蛋白、自身免疫性肝病相关抗体、AFP、腹部彩超等。

(3) 肠内营养：高碳水化合物、低脂、适量蛋白，推荐热量为 $35\sim40kcal/(kg\cdot d)$。

(4) 积极纠正低蛋白血症：补充白蛋白或新鲜血浆。

(5) 血气监测：注意纠正水、电解质及酸碱平衡紊乱。

(6) 消毒隔离：口腔护理及肠道管理，预防院内感染。

2. 针对病因和发病机制的治疗

(1) 病毒性肝损伤：对 HBV-DNA 阳性的肝衰竭患者，尽早使用核苷类药物；对确定或疑似疱疹病毒或水痘带状疱疹病毒感染者，使用阿昔洛韦抗病毒治疗。

(2) 药物性肝损伤：追溯用药史，予以乙酰半胱氨酸解毒。

(3) 毒蕈中毒：考虑应用青霉素 G 及水飞蓟素。

(4) 妊娠急性脂肪肝：立即终止妊娠，可考虑行人工肝支持治疗。

3. 其他治疗

(1) 激素治疗：非病毒感染性肝衰竭，如自身免疫性肝病所致的肝衰竭前期或早期可酌情使用。

(2) 促肝细胞生长：促肝细胞生长素和前列腺素 E_1。

(3) 微生态调节：益生菌、乳果糖等。

4. 防治并发症

(1) 脑水肿：甘露醇(颅内压增高者)、呋塞米、人工肝支持治疗。

(2) 肝性脑病：见肝性脑病部分。

(3) 低钠血症及顽固性腹水。

(4) 出血：常规使用 PPI、生长抑素类似物、维生素 K_1，凝血功能障碍者补充新鲜血浆。

(5)急性肾损伤及肝肾综合征。

(6)肝肺综合征。

5. 人工肝支持治疗 血液/血浆灌流(吸附)、血液滤过(流体压力)、血液透析(弥散)、血浆置换(对流)、连续性血液净化(CRRT 或 CBP)、分子吸附再循环系统(MARS)。

6. 肝移植。

【推荐处方】

处方 1. 乙型肝炎抗病毒治疗

拉米夫定,100mg,口服,1 次/d。

处方 2. 防治 DIC

5% 葡萄糖注射液　150ml	静脉滴注,
维生素 K_1　30mg	1 次/d。

低分子量肝素,5 000IU,皮下注射,1 次/d。

0.9% 氯化钠注射液　100ml	静脉滴注,
甲泼尼龙　80mg	1 次/d。

血浆置换,2 500ml/d。

处方 3. 毒蕈中毒

5% 葡萄糖注射液　250ml	静脉滴注,
乙酰半胱氨酸　4g	1 次/d。

0.9% 氯化钠注射液　100ml	静脉滴注,
青霉素 G　160 万 IU	3 次/d。

水飞蓟宾,100mg,口服,3 次/d。

血浆置换,2 500ml/d。

(刘晓明)

第十节　肝肾综合征

【概述】

严重肝病患者在缺乏其他已知肾衰竭病因的临床、实验室或形态学证据的情况下发生的一种进行性、功能性肾衰竭称为肝肾综合征(hepatorenal syndrome,HRS),常见于肝硬化、肝衰竭和肝癌终末期。其临床特点主要为自发性少尿或无尿、氮质血症、稀释性低钠血症和低尿钠,但肾脏无重要病理改变。国际腹水研究会推荐的诊断标准为在没有休克、持续细菌感染、失水和使用肾毒性药物的情况下,血清肌酐 >132.6μmol/L 或 24 小时肌酐清除率 <40ml/min;在停用利尿药和用 1.5L 血浆扩容后,上述 2 项肾功能指标没有稳定持续的好转;蛋白尿 <500mg/d,超声检查未发现梗阻性泌尿道疾病或肾实质疾病。据此标准可以与急、慢性肾损伤相鉴别。应当注意的是应与由于过度利尿、非甾体抗炎药、环孢素和氨基糖苷类药物的应用引起的医源性肾损伤区分开来。

【临床特征】

HRS 主要发生于肝硬化患者,常发生于住院患者。许多报道强调肾衰竭发生于减少有效血容量的操作之后,包括腹穿放液、剧烈利尿、消化道出血,但多数 HRS 的发生并不能找到明显的诱发因素。肾衰竭常发生于中至重度腹水患者。本病与黄疸无明显的相关性,几乎所有患者都有不同程度的肝性脑病。HRS 发生时患者的血压常低于平常,患者表现为显著少尿、尿钠很低,并常伴有低钠血症;尿检查结果与肾前性氮质血症相似,而与急性肾小管坏死相反,常不能自愈。根据 HRS 的临床特点可将其 2 种类型:Ⅰ 型 HRS 患者的预后很差,80% 的患者在 2 周内死亡,只有 10% 的患者生存至 3 个月以上;肾功能自愈者少见,常伴随肝功能的改善;死亡由肝肾联合衰竭或引起该综合征的诱发因素引起。Ⅱ型 HRS 常发生于肝功能相对较好的肝硬化患者中,这些患者的主要问题是对利尿药无反应的腹水。在Ⅱ型 HRS 中,肾衰竭并不快速进展,但这些患者的生存率明显低于肝硬化腹水患者。该型 HRS 的主要临床后果是利尿药抵抗性腹水。

【治疗原则】

治疗原则是增加动脉有效血容量和降低门静脉压力。在积极改善肝功能的前提下,可采取以下措施:

1. 早期预防和消除诱发肝肾衰竭的因素,如感染、出血、电解质紊乱、不适当的放腹水、利尿等。

2. 避免使用损害肾功能的药物。

3. 药物治疗

(1)输注白蛋白:1g/(kg·24h),以后 20~40g/24h,持续 5~10 天,使血肌酐 <132.6μmol/L。

(2)血管活性药:主要包括 3 类,即垂体后叶素类似物(特利加压素)、生长抑素类似物(奥曲肽)及 α 肾上腺素受体激动剂(米多君、去甲肾上腺素)。

4. 透析治疗 包括持续血液滤过、间歇血液透析和分子吸附再循环系统,由于不良反应较多(低血压、凝血功能障碍、消化道出血等),通常不作为独立的治疗手段。但对于有肝移植适应证,而对药物治疗效果不佳的患者,透析可作为过渡治疗。

5. 肝移植 是治疗肝肾综合征的最有效的手段,但在移植前应尽量恢复肾功能。

【推荐处方】

处方 1. 特利加压素,0.5~2mg,静脉注射,每 12 小时 1 次。

处方 2. 去甲肾上腺素,0.5~3mg/h,静脉滴注。

处方 3. 米多君,2.5~3.75mg/d,口服;及奥曲肽,300~600μg/d,静脉滴注。

(张德才)

第七章
胆道疾病

第一节　急性胆囊炎

【概述】

急性胆囊炎为由于胆囊管阻塞和细菌侵袭而引起的胆囊炎症,其典型的临床特征为右上腹阵发性绞痛,伴有明显的触痛和腹肌强直。约95%的患者合并有胆囊结石,称为结石性胆囊炎;5%的患者未合并胆囊结石,称为非结石性胆囊炎。

【临床特征】

1. 腹痛　是大多数急性胆囊炎最常见的症状,腹痛的发生常与饱餐、进食油腻食物有关,或在夜间发作。主要表现为右上腹阵发性绞痛,疼痛常放射至右肩或右背部。

2. 消化不良　是急性胆囊炎的常见表现,表现为恶心、呕吐、畏食等消化不良的症状。

3. 体格检查　右上腹有压痛、反跳痛和肌紧张,墨菲征阳性(当深压胆囊区嘱患者深吸气时可有触痛反应,可在右上腹触及肿大而有触痛的胆囊)。如大网膜粘连包裹形成胆囊周围炎性团块时,则右上腹肿块界限不清、活动受限。如胆囊壁发生坏死、穿孔,则出现弥漫性腹膜炎的体征。

4. 常见并发症　胆囊炎发作后,可能会导致胆囊穿孔引起感染性休克;胆囊炎可能会引起胰腺炎,导致急性坏死胰腺炎;对于结石性胆囊炎患者而言,胆囊结石长期压迫在胆囊上不动,可能会引起胆囊癌。

【治疗原则】

急性胆囊炎首选非手术治疗,包括卧床休息、禁食、输液,胃肠减压,纠正水、电解质及酸碱平衡失衡,解痉止痛,使用广谱抗生素、维生素 K,以及全身支持疗法。采用非手术治疗无效,症状无缓解或病情反而加重者;有胆囊穿孔、弥漫性腹膜炎、急性化脓性胆管炎、急性坏死性胰腺炎等并发症,发病在 48~72 小时以内者;特别是年老体弱者,反应差,经非手术治疗效果不好时应考虑有胆囊坏疽或穿孔的可能性,如无手术禁忌证应早期手术。

【推荐处方】

处方 1. 利胆:

50% 硫酸镁溶液,5~10ml,3 次 /d,口服。

或　消炎利胆片,6 片 / 次,3 次 /d,口服。

或　曲匹布通片,40mg/ 次,3 次 /d,口服。

处方 2. 伴结石者溶石:

熊去氧胆酸胶囊,250mg/ 次,2~3 次 /d,口服。

或　鹅去氧胆酸胶囊,12~15mg/(kg·d),2 次 /d,口服。

处方 3. 解痉止痛:

胆舒胶囊,1~2 粒,3 次 /d,口服。

或　硫酸阿托品注射液,0.5mg,1 支 / 次,肌内注射。

或　山莨菪碱注射液,10mg,1 支 / 次,肌内注射。

处方 4. 下列广谱抗菌药任选 1 种:

氨苄西林,0.2~0.4g,2 次 /d,静脉滴注。

庆大霉素,24 万 U,1 次 /d,静脉滴注。

左氧氟沙星注射液,0.3g,1 次 /d,静脉滴注。

头孢曲松,2.0g,2 次 /d,静脉滴注。

头孢哌酮舒巴坦,2~3g,2 次 /d,静脉滴注。

处方 5. 下列抗厌氧菌药任选 1 种:

甲硝唑注射液,0.5g,1 次 /d,静脉滴注。

奥硝唑注射液,0.5g,1 次 /d,静脉滴注。

【注意事项】

1. 注意清淡饮食,忌食辛辣、刺激性强的食物,注意卧床休息。

2. 最好根据细菌培养及药敏试验结果选择抗生素。

3. 发生坏死、化脓、穿孔、嵌顿结石者应及时外科手术治疗,行胆囊切除或胆囊造瘘。

（刘少俊）

第二节　慢性胆囊炎

【概述】

慢性胆囊炎为胆囊慢性炎症性疾病,大多为慢性胆石性胆囊炎,少数为慢性非胆石性胆囊炎,如伤寒的带菌者,胆囊内存留伤寒杆菌而致慢性胆囊炎。炎症反复发作,可使胆囊与周围组织粘连、囊壁增厚并逐渐瘢痕化,胆囊收缩,失去功能。

【临床特征】

1. 腹痛　是大多数慢性胆囊炎最常见的症状,发生率为 84%。腹痛的发生常与高脂、高蛋白饮食有关。患者常表现出发作性的胆绞痛,多位于右上腹,或出现钝痛,可放射至背部,持续数小时后缓解。

2. 消化不良　是慢性胆囊炎的常见表现,占 56%,又称胆源性消化不良,表现为嗳气、饱胀、腹胀、恶心等消化不良的症状。

3. 体格检查　约 34% 的慢性胆囊炎患者体格检查可有右上腹部压痛、墨菲征阳性;当胆囊膨胀增大时,右上腹部可扪及囊性包块,但大多数患者可无任何阳性体征。

4. 常见并发症　当出现慢性胆囊炎急性发作、胆源性胰腺炎时,可观察到急性胆囊炎和急性胰腺炎的相应症状和体征;Mirizzi 综合征的表现与胆总管结石类似,无特异性;胆石性肠梗阻则以肠梗阻的表现为主。

【治疗原则】

慢性胆囊炎一般不用抗生素。胆囊切除是本病的根治方法,可彻底清除病灶以避免并发症(如癌变)的发生,故对反复发作有胆石的慢性胆囊炎,只要身体条件允许,可尽快做胆囊切除术,但一般应在急性发作缓解以后择期进行。

【推荐处方】

处方 1. 利胆:

50% 硫酸镁溶液,5~10ml,3 次 /d,口服。

或 消炎利胆片,6 片 / 次,3 次 /d,口服。

或 曲匹布通片,40mg/ 次,3 次 /d,口服。

处方 2. 伴结石者溶石:

熊去氧胆酸胶囊,250mg/ 次,2~3 次 /d,口服。

或 鹅去氧胆酸胶囊,12~15mg/(kg·d),2 次 /d,口服。

处方 3. 解痉止痛:

胆舒胶囊,1~2 粒,3 次 /d,口服。

【注意事项】

1. 有症状、反复发作的慢性胆囊炎,伴有胆石、胆囊积水或有胆囊壁钙化者,诊断一经确立,应行胆囊切除术。

2. 以消化不良为主要症状,腹痛不明显的患者,胆囊切除的疗效不满意。

3. 溶石疗法仅适用于胆固醇结石、结石无钙化且<1cm、胆囊通畅、胆囊收缩功能正常者。

(刘少俊)

第三节 胆 管 炎

一、急性胆管炎

【概述】

急性胆管炎一般是指由细菌感染所致的胆道系统的急性炎症,常伴有胆道梗阻。当胆道梗阻比较完全,胆道内细菌感染较重时,可出现严重的临床症状,如寒战、高热、黄疸,尚可有感染性休克和神经精神症状。过去称"急性化脓性梗阻性胆管炎(AOSC)",现诊断用急性重症胆管炎,包含急性胆管炎和 AOSC 的病理过程,后两者是同一疾病的不同病理过程。

【临床特征】

1. 常见症状 腹痛程度由隐隐钝痛到剧烈绞痛不等,呈持续性或阵发性。疼痛多在剑突下偏右,肝内胆管之炎症可痛在肝区或左上腹,常向后背或右肩放射。炎症发展到胆管浆膜及其周围时可有腹肌紧张及反跳痛。

2. 寒战、高热 最常见,体温呈弛张热,可达 39℃ 以上,少数病情严重者或老年人可有体温不升的情况。

3. 黄疸 多在发热后不久出现,或仅见巩膜微黄,亦可有全身黄染。

4. 消化道症状 常有恶心、呕吐、纳呆、腹胀等症状,呕吐后疼痛并不缓解。亦可有吐出蛔虫者。

5. 肝大 肝内胆管炎症明显时常有肝大、触痛及肝区叩击痛等症状。

【治疗原则】

本病的治疗原则是解除胆道梗阻,控制胆道感染和纠正并发症。解除胆道梗阻和降低胆管内压急诊减压引流是治疗的关键。本病的根本性问题是胆道梗阻加感染,使胆管内压增高,进而通过胆-静脉反流产生脓毒血症。故应强调尽快对梗阻以上的胆道进行减压引流,如行急诊 ERCP 放置鼻胆管或胆管支架。

【推荐处方】

处方 1. 解痉:

50% 硫酸镁溶液,5~10ml,3 次 /d,口服。

或 山莨菪碱,10mg,每 8 小时 1 次,肌内注射。

或 阿托品,0.5mg,每 8 小时 1 次,肌内注射。

处方 2. 止痛:

盐酸哌替啶,50mg,肌内注射。

处方 3. 以下抗菌药任选 1 种:

哌拉西林他唑巴坦钠,2g/ 次,每 8 小时 1 次,静脉滴注,疗程 7~10 天。

头孢哌酮舒巴坦钠,2g/ 次,每 12 小时 1 次,静脉滴注,疗程为 7~10 天。

亚胺培南西司他丁,0.5g/ 次,每 6 小时 1 次,静脉滴注,疗程为 5~7 天。

【注意事项】

1. 在疾病早期,尤其是急性单纯性胆管炎,病情不太严重时,可先采用非手术方法。约 75% 的患者可获得病情稳定和控制感染;而另 25% 的患者对非手术治疗无效,并由单纯性胆管炎发展成急性梗阻性化脓性胆管炎,应及时行急诊 ERCP 放置鼻胆管或胆管支架,或改用手术治疗。

2. 如非手术治疗后的 12~24 小时病情无明显改善,应即行急诊 ERCP 放置鼻胆管或胆管支架,或进行手术。即使休克不易纠正,也应争取行急诊 ERCP 放置鼻胆管或胆管支架,或手术引流。对病情一开始就较严重,特别是黄疸较深的病例,应及时行急诊 ERCP 放置鼻胆管或胆管支架。手术的死亡率高达 25%~30%。

二、慢性胆管炎

【概述】

急性胆管炎经非手术治疗后,急性炎症获得控制,但未解决胆管内的原发病因,如肝内外胆管结石、胆道蛔虫症或奥迪括约肌狭窄等,胆管内炎症病变转为慢性,患者的胆管壁增厚。部分患者呈慢性进行性肝内外胆管纤维化的表现,称为原发性硬化性胆管炎(PSC)。

【临床特征】

1. 临床表现 包括乏力、皮肤瘙痒、发热、体重减轻、腹痛、黄疸、肝大等。50%~70% 的患者伴有炎性肠病。晚期可出现肝衰竭及门静脉高压。

2. 实验室检查 血清 ALP、GOT、胆红素可升高,部分患者核周型抗中性粒细胞胞质抗体(pANCA)阳性,部分患者有抗平滑肌抗体(SMA)、抗核抗体(ANA)低滴度阳性,但血清抗线粒体抗体(AMA)阴性。

3. 影像学检查 内镜逆行胰胆管造影(ERCP)或磁共振胆管成像术(MRCP)检查可表现为肝外和肝内胆管节段性狭窄而呈"串珠"状,是诊断本病的最主要的依据。

【治疗原则】

除肝移植外,目前尚无针对慢性胆管炎的特效治疗方法,现有的治疗主要针对的并发症,如反复发作的细菌性胆管炎、黄疸、胆管癌、肝衰竭等。治疗方法包括药物治疗、内镜介入治疗、外科手术治疗和对症支持治疗等。

【推荐处方】

处方 1. 利胆、退黄:
熊去氧胆酸胶囊,250mg/ 次,2~3 次 /d,口服。
或 考来酰胺(甲氧氯普胺),4g/ 次,3 次 /d,口服。

处方 2. 免疫调节、减轻炎症反应治疗：

泼尼松，10mg/ 次，1 次 /d，口服。

或   硫唑嘌呤，25mg/ 次，3 次 /d，口服。

或   酶酚酸酯，750mg/ 次，2 次 /d，口服。

处方 3. 合并急性感染时，可加用以下抗菌药任选 1 种：

哌拉西林他唑巴坦钠，2g，每 8 小时 1 次，静脉滴注，疗程为 7~10 天。

头孢哌酮舒巴坦钠，2g，每 12 小时 1 次，静脉滴注，疗程为 7~10 天。

亚胺培南西司他丁，0.5g，每 6 小时 1 次，静脉滴注，疗程为 5~7 天。

【注意事项】

1. 确诊的 PSC 患者可以尝试使用熊去氧胆酸胶囊治疗，但是不建议给予大剂量[超过 28mg/（kg·d）]。

2. 对于激素治疗无效者可考虑加用免疫调节剂如硫唑嘌呤。

3. 对于主胆管显著狭窄伴有明显的胆汁淤积和 / 或以胆管炎为主要症状的 PSC 患者，可行 ERCP 球囊扩张治疗以缓解症状。

在条件允许的情况下，PSC 肝硬化失代偿期患者应优先考虑行肝移植治疗以延长患者的生存期。

（刘少俊）

第八章

胰腺疾病

第一节　急性胰腺炎

【概述】

急性胰腺炎(acute pancreatitis)指各种原因导致胰腺组织自身消化所致的局部损伤、全身炎症反应综合征(systemic inflammatory response syndrome)及器官衰竭的炎性损伤。按照病情严重程度可将其分为轻症、中重症及重症。急性胰腺炎最常见的病因为胆石症及酒精,不常见的病因有药物、高脂血症、手术创伤、寄生虫感染、病毒感染(如EB病毒或柯萨奇病毒)等,大约10%的患者为特发性胰腺炎,没有发现明确的病因。

【临床特征】

1. 腹痛、腹胀　突然发作的持续性腹痛,以中上腹痛为主,进食后疼痛加重,可伴有腰背部放射痛,程度较重。

2. 恶心、呕吐　呕吐物多为胃内容物及胆汁,呕吐后疼痛无缓解。

3. 发热　一般见于中、重症胰腺炎,以中度发热居多,但如有高热、寒战、畏寒等,需警惕AOSC的可能性。

4. 其他　重症胰腺炎时可有胰腺外表现。累及肺部时可有气促、呼吸困难,甚至是急性呼吸窘迫综合征;累及外周循环时可出现大量血浆外渗,引起休克和全身炎症反应综合征;累及肾脏可出现少尿无尿、急性肾衰竭;累及心脑血管可有急性心肌梗死、脑梗死等。

5. 体征　腰肋部可见皮下瘀斑征（Grey-Turner 征）、脐周皮下瘀斑征（Cullen 征）。

【治疗原则】

1. 对症处理　液体复苏、止痛、抑制胰液分泌（表8-1）、早期经口饮食（在耐受的情况下 24 小时内或疼痛有所缓解后），经口饮食 3~5 天后未能达到满意的营养效果才考虑鼻饲管肠内营养。不推荐预防性使用抗生素，除非高度怀疑或已证实感染坏死，推荐使用针对肠道菌群的药物，首选药物有碳青霉烯类、喹诺酮类、甲硝唑和高剂量头孢菌素，并及时根据培养结果调整抗生素。如果各项培养结果均为阴性，一般在拔除引流管 48 小时后停止使用抗生素。

表 8-1　抑制胰液分泌的药物

药名	规格	治疗剂量	维持剂量
生长抑素	250μg、750μg、3 000μg	250μg，静脉注射	3~6mg/d，静脉滴注
奥曲肽	0.1mg、0.3mg	0.1~0.3g，静脉注射	0.1~0.2mg，静脉滴注，每 8 小时 1 次；20~30μg/h，静脉滴注；6μg/h，静脉滴注
乌司他丁	5 万 U、10 万 U	10 万 U，静脉滴注	10 万 U，静脉滴注，每 12 小时 1 次

2. 病因及并发症的处理　胆源性胰腺炎合并胆管炎的患者（≤ 24 小时）行急诊 ERCP 和胆汁引流，同期行胆囊切除术，不建议常规对胆源性急性胰腺炎但没有胆管炎的患者者行 ERCP，酒精性胰腺炎行短暂的酒精干预，对已有感染的坏死性胰腺炎，感染不能通过药物控制，可考虑行超声内镜下引流、经皮引流清创术或手术治疗。

【推荐处方】

处方 1. 乳酸钠林格液,最初 24 小时内补液 2.5~4L,20ml/kg,静脉注射;随后 5~10ml/(kg·h),静脉滴注。

芬太尼,1μg/kg,静脉注射 +0.02~0.05μg/(kg·min),静脉滴注。

生长抑素,250μg,静脉注射 +3~6mg/d,静脉滴注。

处方 2. 乳酸钠林格液,最初 24 小时内补液 2.5~4L,20ml/kg,静脉注射;随后 5~10ml/(kg·h),静脉滴注。

右美托咪定,1μg/kg,静脉注射 +0.2.~0.7μg/(kg·h),静脉滴注。

奥曲肽,0.1mg,静脉注射 +20~30μg/h,静脉滴注。

处方 3. 乳酸钠林格液,最初 24 小时内补液 2.5~4L,20ml/kg,静脉注射;随后 5~10ml/(kg·h),静脉滴注。

右美托咪定,1μg/kg,静脉注射 +0.2~0.7μg/(kg·h),静脉滴注。

生长抑素,250μg,静脉注射 +3~6mg/d,静脉滴注。

乌司他丁,10 万 U/ 次,每 12 小时 1 次,静脉滴注。

【注意事项】

1. 补液速度需要控制,快速补液[10~15ml/(kg·h)或在 48 小时内血细胞比容 <35%]会加重感染率,引起腹腔室综合征,增加机械通气需求。评估液体复苏成功的非侵入性检查有心率 <120 次/min、平均动脉压为 65~75mmHg、尿量为 0.5~1.0ml/h,同时要关注血尿素氮、肌酐水平,尤其是血细胞比容,应保持在 35%~44%。

2. 现已不建议使用羟乙基淀粉,与林格液相比,羟乙基淀粉有增加死亡率的风险。

3. 急性胰腺炎的治疗中,止痛药不建议使用吗啡,吗啡加剧急性胰腺炎中性粒细胞浸润和坏死,诱导细菌移位而引起菌血症。

(田 力)

第二节 慢性胰腺炎

【概述】

慢性胰腺炎(chronic pancreatitis)是一种与遗传、环境及其他高危因素有关的胰腺组织进行性慢性炎症性疾病。其特征为胰腺炎反复发作引起的炎症和坏死导致胰腺组织瘢痕形成,伴有导管阻塞引起组织纤维化,导致内分泌和外分泌区的进行性丧失。慢性胰腺炎的可能病因有毒性因素(如酒精或吸烟)、代谢异常(如高钙血症及高甘油三酯血症)、遗传易感性、梗阻性因素(如胰腺肿瘤及胰腺解剖结构异常)、自身免疫系统紊乱(如自身免疫性胰腺炎 1 型及 2 型),其中最常见的病因为酒精,有 10%~30% 的慢性胰腺炎没有明确病因。

【临床特征】

1. 腹痛 为最常见的临床症状,常为上腹部疼痛,可向腰背部放射。可分为 2 型:A 型为间歇性腹痛,疼痛发作间歇期无特殊症状,可持续数月甚至数年;B 型为持续性腹痛,表现为长期连续的疼痛和或频繁的疼痛加重。我国慢性胰腺炎患者中 A 型腹痛占 80% 以上,B 型占 5%,约 10% 的患者无腹痛症状。

2. 外分泌不足 胃肠胀气、脂肪泻、营养不良、体重下降。

3. 内分泌不足 糖耐量异常或者发展为胰源性糖尿病,此类糖尿病患者胰岛素绝对缺乏,但极少发生酮症。

【治疗原则】

目的是缓解症状(最常见的是疼痛,其次是外分泌和内分泌功能不全),并预防进一步的疾病进展和疾病相关的并发症,如胆管阻塞、幽门梗阻和门静脉血栓形成。

1. 控制危险因素 必须戒烟、戒酒,控制饮食[32kcal/(kg·d)],肥胖或女性可减少 10% 的能量,要素饮食(纯化氨基酸组成的低脂肪元素饮食)。

2. 内科治疗

(1) 急性发作期:治疗原则同急性胰腺炎。

(2) 外分泌不足:主要是使用外源性胰酶替代疗法(pancreatic enzyme replacement therapy,PERT),有肠溶包衣的胰酶制剂比普通制剂的效果更好,疗效不佳时可联合运用质子泵抑制剂或 H_2 受体拮抗剂。

(3) 内分泌不足:改善生活方式,合理饮食。二甲双胍是治疗慢性胰腺炎导致的胰源性糖尿病的一线用药,严重者可使用胰岛素治疗。

3. 镇痛治疗

(1) 遵循 WHO 提出的癌症疼痛三阶梯治疗,从 NSAIDs 开始到使用阿片类药物,Ⅰ 为简单镇痛药,Ⅱ 为弱阿片类药物 ± 佐剂,Ⅲ 为强阿片类药物(表 8-2)。辅以胰酶抑制剂、调血脂药、抗氧化剂、胆囊收缩素抑制剂等。

(2) 对于胰管狭窄、胰管结石、假性囊肿等引起的梗阻性疼痛,可行内镜介入治疗,如 ERCP 取石、体外冲击波碎石术(ESWL)、ERCP 支架置入、EUS 引导下腹腔神经节阻滞术、EUS 引导下假性囊肿引流术等。

4. 外科手术治疗 用于①保守治疗或者内镜微创治疗不能缓解的顽固性疼痛;②并发胆道梗阻、十二指肠梗阻、胰腺假性囊肿、胰源性门静脉高压伴出血、胰瘘、胰源性腹水、假性动脉瘤等,不适于内科及内镜介入治疗或治疗无效者;③怀疑恶变者;④多次内镜微创治疗失败者。

【推荐处方】

处方 1. 米曲菌胰酶片,1 片,口服,3 次 /d。
曲马多缓释片,口服,100mg/ 次,2 次 /d(疼痛明显时)。
处方 2. 米曲菌胰酶片,1 片,口服,3 次 /d。
艾司奥美拉唑,口服,20mg/ 次,1 次 /d。
羟考酮缓释片,口服,5mg/ 次,2 次 /d。

【注意事项】

1. 胰酶制剂建议在用餐时或用餐结束时服用,急性胰腺炎或慢性胰腺炎急性发作患者禁用。

2. 阿片类药物最常见及顽固的副作用为便秘,建议患者多饮水及高膳食纤维饮食。芬太尼贴剂较吗啡的发生率低 1/3~1/2,但因透皮贴剂对皮肤有副作用,不建议作为首选用药,仅在有摄入困难的患者中考虑使用。

3. NSAID 有封顶效应及日限量,不建议超剂量使用,因增加剂量不增加疗效反而增加副作用。由于对消化道的副作用,不利于内脏疼痛的治疗,因此不建议使用NSAID,必要时首选对乙酰氨基酚。

表 8-2　常用的镇痛药

	药物	规格 /mg	治疗量
Ⅰ:简单镇痛药物	对乙酰氨基酚缓释片	650	650mg,每 4~6 小时 1 次;最大剂量 <2g/d
	阿司匹林肠溶片	100	250mg,每 4~6 小时 1 次;最大剂量 <6g/d
	布洛芬缓释胶囊	300	300mg,每 4~6 小时 1 次;最大剂量 <3g/d
Ⅱ:弱阿片类药物	曲马多缓释片	100	50~100mg,每 4~6 小时 1 次
	可待因片	15、30	30~60mg,每 4~6 小时 1 次
	酒石酸双氢可待因片	30	60mg,每 12 小时 1 次
Ⅲ:强阿片类药物	吗啡控释片	10/30	第 1 天 10mg,每 12 小时 1 次;第 2 天后每日可增加 50%~100%;最大剂量为 20~1 140mg/d
	羟考酮控释片	5、10、20、40	5mg,每 12 小时 1 次;最大剂量为 200mg/12h
	芬太尼贴剂	2.1、4.2、8.4、12.6	小剂量起,每 72 小时 1 次

（田　力）

第九章

腹膜及肠系膜疾病

第一节　结核性腹膜炎

【概述】

结核性腹膜炎是由结核分枝杆菌引起的腹膜慢性、弥漫性炎症。本病的感染途径可由腹腔内结核直接蔓延或血行播散而来。前者更为常见,如肠结核、肠系膜淋巴结核、输卵管结核等,均可为本病的直接原发病灶。以中青年多见,女性略多于男性,为(1.2~2.0)∶1。女性多于男性可能是盆腔结核逆行感染所致。

【临床特征】

本病多数起病较缓,但急性发病者亦为数不鲜。主要症状为倦怠、发热、腹胀和腹痛,亦有畏寒、高热骤然起病者。轻型病例开始呈隐匿状态。

1. 全身表现　发热与盗汗最常见,热型以低热和中等热居多,部分患者呈弛张热。渗出型、干酪型病例或合并有严重的腹外结核的患者可呈稽留热,盗汗严重,重者有贫血、消瘦、水肿、口角炎及维生素 A 缺乏症等营养不良的表现。在育龄妇女中,停经不育者较常见。

2. 腹痛　多数患者可出现不同程度的腹痛,多为持续性隐痛或钝痛,疼痛多位于脐周、下腹,有时在全腹部。当患者出现急腹症时,应考虑腹腔结核病灶溃破后引起的急性腹膜炎,结核性腹膜炎少有穿孔。

3. 腹胀与腹水　多数患者有腹胀感,可由结核病中毒症状或腹膜炎伴有的肠功能紊乱引起。患者可出现腹水，以小量、中等量多见。腹水量较多时可出现移动性浊音。

4. 腹壁柔韧感　柔韧感是粘连型结核性腹膜炎的临床特征。绝大多数患者均有不同程度的压痛，一般较轻微，少数压痛明显并有反跳痛，后者多见于干酪型。

5. 腹部包块　粘连型及干酪型患者的腹部常可触及包块，多位于中下腹部。包块大小不一，边缘不齐，有时呈横形块状物或有结节感，多有轻微触痛。

【治疗原则】

1. 药物治疗仍以足量、联合为原则，疗程至少 18 个月。

2. 对腹水型患者，在放腹水后，于腹腔内注入醋酸地塞米松等药物，可以加速腹水吸收并减少粘连。

3. 对血行播散或结核毒血症严重的患者，在应用有效的抗结核药治疗的基础上，亦可加用肾上腺糖皮质激素，但不宜长期应用。

4. 多数患者可能已接受过抗结核药治疗，因此这类患者应选择以往未用或少用的药物，制订联合用药方案。

5. 在并发肠梗阻、肠瘘、化脓性腹膜炎时可行手术治疗。与腹内肿瘤相鉴别确有困难时，可行剖腹探查。

药物治疗主要有抗结核治疗(具体见肠结核部分)。

(肖志明)

第二节　细菌性腹膜炎

【概述】

细菌性腹膜炎是指肝病或肾病腹水，非腹内脏器感染引发的急性细菌性腹膜炎。可能与患者的单核吞噬细胞系统功能损害、吞噬细胞活性减低、调理功能减弱、腹膜防御细菌能力降低有关。肝硬化门静脉高压时，细菌在肝内的清除减少,肠道细菌透过肠壁进入腹水所致的移位感染也有可能。致病菌多为大肠埃希菌,其次为肺炎球菌、链球菌等。

【临床特征】

典型的临床表现为发热、腹痛、腹肌紧张、腹部压痛、反跳痛和肠鸣音减弱。根据主要临床表现,可分为下列临床类型:急腹症型、腹水骤增型、休克型、肝性脑病型、隐匿型。但晚期肝硬化或重症肝病患者并发细菌性腹膜炎时的临床表现大多不典型,体温可正常或仅有发热,无腹痛;约有 1/3 的病例无腹部症状和体征;或仅有低热或仅有腹泻;血白细胞可不高,甚至偏低;或无任何症状,仅表现为肝功能损害或一般情况下进行性加重。

出现以下间接征象时要考虑细菌性腹膜炎:①出现不明显原因发热或不同程度的腹胀、腹痛或腹泻;②腹水在短期内骤增或进行性增加或表现为难治性腹水,以及利尿效果不好;③突然发生感染性休克;④无明显原因出现一般情况迅速恶化或肝、肾功能迅速恶化,短期内黄疸加深,出现肝性脑病。

【治疗原则】

细菌性腹膜炎的治疗是复杂的综合治疗,其中重要的治疗为有效控制感染,其次要积极预防和治疗肝性脑病、肝肾综合征、休克等并发症,纠正水、电解质紊乱和加强支持治疗等。

1. 抗菌治疗

(1) 经验性抗感染治疗:晚期肝硬化、慢性重症肝炎患者一旦出现感染症状、体征和 / 或腹水中性粒细胞 $>0.25 \times 10^9/L$,立即应该经验性抗感染治疗。经验性抗感染治疗应遵循广谱、足量、肾毒性小的原则。①首选第三代头孢菌素,常用药物有头孢曲松、头孢噻肟、头孢他啶、头孢哌酮等;②青霉素类;③氟喹诺酮类抗生素;④氨基糖苷类;⑤单环 β- 内酰胺类抗生素,如氨曲南。

随着广谱 β- 内酰胺类抗生素的大量应用,革兰氏阴性超广谱 β- 内酰胺酶(ESBLs)耐药菌株不断增加。对于院内感染,近期(3 个月内)因腹腔感染应用抗生素治疗过的 SBP 以及较严重的 SBP 应避免使用头孢菌素、氨曲南等抗菌药,可以选择 β- 内酰胺 + 酶抑制剂类抗生素如头孢哌酮舒巴坦,以及氨基糖苷类抗生素如肾毒性较低的依替米星等抗菌药。重症感染者可应用碳青霉烯类抗生素如亚胺培南和美罗培南。各地区、各医院的细菌耐药情况不同,应掌握当时、当地的流行菌趋势及耐药菌动向调整抗生素的使用。

(2)针对性抗感染治疗:在获得致病菌之前,以经验性使用抗生素为主,一旦培养出致病菌,则应根据药敏试验结果选择窄谱抗生素。首次细菌培养阴性者,在经验性治疗 48 小时后复查腹水中性粒细胞,若其值下降超过 50%,提示治疗有效,继续使用原抗生素;反之,应该立即换用其他抗生素。抗生素的疗程宜个体化,一般疗程为 10~14 天,至症状与体征消失、腹水中性粒细胞 $<2.5 \times 10^9/L$、腹水细菌培养阴性。

2. 腹腔局部处理　腹腔注射抗生素。

【推荐处方】

处方 1. 第三代头孢菌素:

| 0.9% 氯化钠注射液 100ml
头孢哌酮　1~2g | 静脉滴注,2~3 次 /d,
疗程为 10~14 天。 |

处方 2. 第三代头孢菌素:

| 0.9% 氯化钠注射液 100ml
头孢他啶　1~2g | 静脉滴注,2~3 次 /d,
疗程为 10~14 天。 |

处方 3. 氟喹诺酮类抗生素:

0.2% 盐酸左氧氟沙星氯化钠注射液,100ml,静脉滴注,2 次 /d,疗程为 10~14 天。

处方 4. 氨基糖苷类抗生素:

0.2% 硫酸阿米卡星氯化钠注射液,200ml,静脉滴注,2 次 /d,疗程为 7~10 天。

处方 5. 单环 β- 内酰胺类抗生素:

0.9% 氯化钠注射液 100ml	静脉滴注,2 次 /d,疗
氨曲南　1g	程为 7~10 天。

【注意事项】

1. 早期选用针对革兰氏阴性杆菌兼顾革兰氏阳性球菌的广谱抗生素,以后根据药敏试验结果选择敏感抗菌药及时调整治疗,足量、早期使用,疗程为 2 周,若 3~5 天无效则换药。

2. 静脉给药。

3. 严重感染可联合用药。

4. 选择肝肾毒性小、不会发生二重感染的药物,根据肝肾功能调整药量。

(肖志明)

第三节　腹腔脓肿

【概述】

腹腔脓肿是指腹腔内的某一间隙或部位因组织坏死液化,被肠曲、内脏、腹壁、网膜或肠系膜等包裹,形成局限性脓液积聚。包括膈下脓肿、盆腔脓肿和肠间脓肿。引起继发性腹膜炎的各种疾病、腹部手术和外伤后均可引起本病。

【临床特征】

1. 膈下脓肿

(1)毒血症:早期为细菌性毒血症的表现,即在康复过程中突然发生间歇或弛张型高热,有时是寒战、高热、食欲减退、脉率快或弱而无力乃至血压下降。

(2)疼痛：上腹痛，在深呼吸和转动体位时加重，有持续性钝痛向肩背部放射；脓肿大时可有胀痛、气急、咳嗽或打嗝。

(3)膈下和季肋区有叩击痛、压痛，若脓肿表浅时该处皮肤有可凹性水肿。

(4)患侧之呼吸动度变小，肋间隙不如健侧明显。

(5)肝浊音界升高。

(6)约25%的病例脓腔中含有气体：可叩击出4层不同的音响区，最下层为肝浊音或脓腔浊音，上层为气体鼓音，再上层为反应性胸腔积液或萎缩肺的浊音，最上层为肺清音。

(7)患侧肺底部呼吸音减弱或消失。

(8)白细胞计数升高及中性粒细胞比例增加。

2. 盆腔脓肿　盆腔脓肿的全身症状较轻而局部症状却相对明显。在腹膜炎过程中或盆腔手术后，弛张发热不退或下降后又复升高，并出现直肠和膀胱刺激征。表现为下腹部坠胀不适、里急后重、便意频数、粪便带有黏液；尿频、尿急，甚至排尿困难。直肠指检可发现肛管括约肌松弛，直肠前壁膨隆、触痛。

3. 肠间脓肿　腹膜炎后，脓液被肠管、肠系膜、网膜包裹，可形成单个或多个大小不等的脓肿。表现为低热、腹部隐痛。较大的脓肿可扪及痛性包块，并可伴有全身中毒症状。

【 治疗原则 】

1. 一般治疗　合理胃肠减压，纠正水、电解质及酸碱失衡。

2. 药物治疗

(1)抗菌药的初始选择：尽早开始抗菌药经验性治疗，需选用能覆盖肠道革兰氏阴性杆菌、肠球菌属等需氧菌和脆弱拟杆菌等厌氧菌的药物（表9-1）。为保证药物的有效浓度，应静脉滴注给药。对于危及患者生命的重度腹腔感染,抗菌药初始治疗必须有足够的强度。

表 9-1 常用的抗生素

药名	规格 /g	单次治疗剂量 /g	治疗频次 /（次 /d）
第三代头孢菌素类			
头孢哌酮	1.0	1~2	2~3
头孢噻肟	1.0	1~2	2~3
头孢曲松	1.0	1~2	1
头孢他啶	1.0	1~2	2~3
广谱青霉素类			
哌拉西林他唑巴坦	2.25	2.25	2~3
美洛西林	1.0	1~2	2~3
氟喹诺酮类			
左氧氟沙星	0.1	0.1~0.2	2
莫西沙星	0.4	0.4	1
硝基咪唑类			
甲硝唑	0.5	0.5	2
奥硝唑	0.5	0.5	2
碳青霉烯类			
美罗培南	0.5	0.5~1.0	2~3
亚胺培南西司他丁钠	0.5	1.0	2~3

(2)调整用药:在给予抗菌药治疗之前应尽可能留取相关标本培养,获取病原菌后进行药敏试验,作为调整用药的依据。

(3)急性胰腺炎:若为化学性炎症,无须应用抗菌药;若继发细菌感染时,需用抗菌药。

（4）腹腔脓肿：必须充分引流，根据脓液涂片染色和培养结果选择用药。

（5）腹膜透析引起的腹膜炎：首选万古霉素或去甲万古霉素，与第三代头孢菌素联合，用药前应收集腹腔引出的透析液做细菌培养，如果培养出多种革兰氏阴性杆菌，应拔除透析管。

3. 手术治疗　有手术指征者应进行外科手术处理，并于手术过程中采集病变部位标本，做细菌培养及药敏试验。

【推荐处方】

处方 1. 氟喹诺酮类抗生素：

0.16% 盐酸莫西沙星氯化钠注射液，250ml，静脉滴注，1 次 /d，疗程为 5~7 天。

处方 2. 第三代头孢菌素 + 硝基咪唑类：

0.9% 氯化钠注射液 100ml	静脉滴注，2 次 /d。
头孢噻肟　1~2g	

0.2% 甲硝唑注射液，250ml，静脉滴注，2 次 /d，疗程为5~7 天。

处方 3. 青霉素类：

0.9% 氯化钠注射液　100ml	静脉滴注，2~3 次 /d，
哌拉西林他唑巴坦　2.25g	疗程为 5~7 天。

处方 4. 碳青霉烯类抗生素：

0.9% 氯化钠注射液 100ml	静脉滴注，3 次 /d，疗
美罗培南　0.5~1g	程为 5~7 天。

处方 5. 碳青霉烯类抗生素：

0.9% 氯化钠注射液　100ml	静脉滴注，2 次 /d，疗
亚胺培南西司他丁钠　1g	程为 5~7 天。

【注意事项】

使用抗菌药 5~7 天后若感染症状仍存在或复发，应进一步调查，以调整抗菌药。

（肖志明）